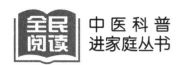

中医科普进家庭丛书

总主编 | 何清湖

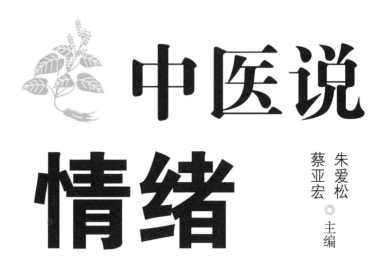

中医说情绪

朱爱松
蔡亚宏 ◎ 主编

全国百佳图书出版单位

中国中医药出版社

·北京·

图书在版编目（CIP）数据

中医说情绪 / 何清湖总主编；朱爱松，蔡亚宏主编 . —北京：中国中医药出版社，2023.4

（全民阅读 . 中医科普进家庭丛书）

ISBN 978-7-5132-8071-6

Ⅰ . ①中… Ⅱ . ①何… ②朱… ③蔡… Ⅲ . ①中国医药学 – 医学心理学 – 普及读物 Ⅳ . ① R229–49

中国国家版本馆 CIP 数据核字（2023）第 039673 号

中国中医药出版社出版

北京经济技术开发区科创十三街 31 号院二区 8 号楼

邮政编码　100176

传真　010-64405721

河北品睿印刷有限公司印刷

各地新华书店经销

开本 710×1000　1/16　印张 12　字数 160 千字

2023 年 4 月第 1 版　2023 年 4 月第 1 次印刷

书号　ISBN 978 – 7 – 5132 – 8071 – 6

定价　39.80 元

网址　www.cptcm.com

服 务 热 线　010-64405510

购 书 热 线　010-89535836

维 权 打 假　010-64405753

微信服务号　zgzyycbs

微商城网址　https://kdt.im/LIdUGr

官 方 微 博　http://e.weibo.com/cptcm

天猫旗舰店网址　https://zgzyycbs.tmall.com

如有印装质量问题请与本社出版部联系（010-64405510）

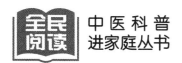中医科普
进家庭丛书

《中医说情绪》
编委会

总主编 何清湖

主　编 朱爱松　蔡亚宏

副主编 夏梦幻　徐凤凯

编　委 朱金玲　王憭瑶　雷舒扬

序　言

　　"中医药学是中华民族的伟大创造，是中国古代科学的瑰宝。""中医药学包含着中华民族几千年的健康养生理念及其实践经验。"中医药学是我国珍贵的文化遗产，是打开中华文明宝库的钥匙，是中华文明得以延续和发展的重要保障，经历了数千年的沉淀与发展，直至今日依然熠熠生辉。中医药学积累了大量宝贵的健康养生理论及技术，如食疗、药疗、传统功法、情志疗法及外治疗法等，这些在我们的日常生活中处处可见，有着广泛的群众基础。

　　2016 年 2 月 26 日，国务院印发《中医药发展战略规划纲要（2016—2030 年）》，其中明确指出："推动中医药进校园、进社区、进乡村、进家庭，将中医药基础知识纳入中小学传统文化、生理卫生课程，同时充分发挥社会组织作用，形成全社会'信中医、爱中医、用中医'的浓厚氛围和共同发展中医药的良好格局。"为了科普中医药知识，促进全民健康，助力"健康中国"建设，中华中医药学会治未病分会组织全国专家学者编撰《全民阅读·中医科普进家庭丛书》。整套丛书包括 10 册，即《中医说本草》《中医说古籍》《中医说孩子》《中医说老人》《中医说女人》《中医说男人》《中医说情绪》《中医说调摄》《中医说养生》《中医说疗法》。我们希望通过《全民阅读·中医科普进家庭丛书》向广大群众传播中医药知识，让老百姓相信中医、热爱中医、使用中医。

　　本套丛书编写的目的是通过"中医说"向老百姓普及中医药文化知识

及养生保健方法，因此在保证科学性与专业性的前提下，将介绍的内容趣味化（通俗易懂）、生活化（贴近实际）、方法化（实用性强）。

1. 科学性：作为科普丛书，科学性是第一要素。中华中医药学会治未病分会委员会组织行业内的知名专家学者编撰本套丛书，并进行反复推敲与审校，确保科普知识的科学性、专业性与权威性。

2. 通俗性：本书在编写过程中肩负着重要的使命，就是如何让深奥的中医药知识科普化，使博大精深的中医药理论妙趣横生，从而能够吸引读者。因此，我们对中医药理论进行反复"咀嚼"与加工，使文字做到简约凝练、通俗易懂。

3. 实用性：本书内容贴近实际，凝练了老百姓日常生活中常遇到的健康问题，重视以具体问题为导向，如小孩磨牙、老年人关节疼痛、女性更年期综合征、男性前列腺问题等，不仅使读者产生共鸣，发现和了解生活中的常见健康问题，同时授之以渔，提供中医药干预思路，做到有方法、实用性强。

总之，《全民阅读·中医科普进家庭丛书》每一分册各具特色，对传播中医药文化、指导老百姓的养生保健有良好的作用。在此特别感谢中华中医药学会治未病分会、湖南中医药大学、湖南医药学院等单位对本套丛书编撰工作的大力支持。对一直关心、关注、支持本套丛书的专家学者表示诚挚的感谢。

由于时间比较仓促，加之编者水平有限，难免存在一些不足之处，恳请广大读者提出宝贵的意见和建议，以便有机会再版时修正。

中华中医药学会治未病分会主任委员

湖南中医药大学教授、博士生导师　何清湖

湖南医药学院院长

2022 年 12 月

前　言

每天都要有好心情

　　有人说，健康是最大的财富；有人说，快乐是最大的财富；有人说，时光是最大的财富。都对，也都不全对。人之一生，身体是自己的，时光是自己的，谁也拿不走。所以，我们要过好自己的每一天，天天都要有好心情。忧愁也是一天，快乐也是一天，何不快快乐乐的呢？

　　人是有意识、有情感的动物。每个人作为社会的一分子，或许没有谁能真正理解你内心的真实想法。像俞伯牙和钟子期那样的知音，世间能有多少呢？社会中每个人都有自己的职责，他人不可能过多地关注你的想法，回到家庭中，家人也不可能方方面面照顾到你的心情，毕竟生活中还有柴米油盐酱醋茶。但也正因为如此，这个世界才变得丰富多彩，我们才有了喜怒忧思悲恐惊，才能用不同的情感来感受这个美丽的世界。

　　我们需要经历不同的事情，去笑，去哭，去悲伤，去思考……但是，这些情绪不能太过，太过就会让身体健康受到伤害。有人愁得一夜白头，有人笑得心神涣散，有人一怒导致心脑血管疾病突发，甚至因此失去了生命。因此，情绪问题是每个人都需要去注意、去克服的。

　　在这本书里，我们以通俗易懂的语言讲述了中医七情与五脏的对应关系，比如肺主悲、肝主怒、肾主恐等，以及如何通过茶疗、食疗、穴位按摩、音乐疗法等来调理五脏，进而调理我们的情志，让我们每天都有好的心情。书中还列举了从古至今名人调理情志的事例及方法，具有很强的科普性和可读性。

对待人生，我们要积极、乐观、向上，像春天的草木一般生长、开花、结果、成材。我们要豁达地看待一切，看淡一切。不要把人生当作一团欲望，欲望得不到满足时就感到痛苦，得到满足时就感到无聊。《黄帝内经》有云："阴平阳秘，精神乃治。"希望大家白天时像太阳般温暖，夜晚时像月亮般宁静。

愿每个人每天都有好心情，每天都幸福安康！

在本书撰写过程中，得到了科技部重点研发计划课题"'瘀毒郁互结'病因病机理论体系的创新研究"（2019YFC1708701）和国家自然基金"从'血脉和利，精神乃居'理论探讨健脾通脉方改善动脉粥样硬化伴抑郁症的机制研究"（82174246）项目的资助。

朱爱松　蔡亚宏

2022 年 12 月

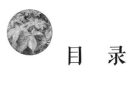

目　录

第四章　中医思维是舒缓情绪的妙药

第五章　以情胜情，养出好心情

第六章　好情绪是健康无病的重要条件

第七章　好情绪助力幸福人生

第八章　好情绪需要饮食起居来调节

第九章 简易辨识情志病

第一章
人的情绪真神奇

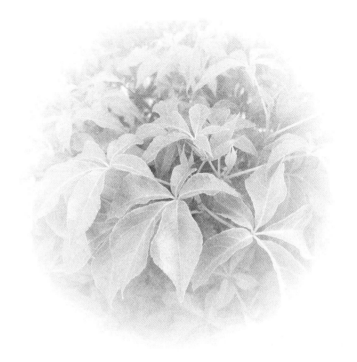

第一节　情绪从哪里来

《礼记》说："故人者，其天地之德、阴阳之交、鬼神之会、五行之秀气也。"人是什么？人是汇集天地德行的产物，是阴阳和合的结晶，由五行之秀气凝聚而成。

人真的太奇妙了！我们能作为人来到这个世界上，太幸运了。

有这样一种说法：人是有感情的动物。我们的情感真奇妙。《说文解字》中对情的注解是"人之阴气有欲者，从心青声，疾盈切"。情，内心有所欲求的隐性动力，也就是存在于心里的欲望的反映。字形采用"心"作偏旁，采用"青"作声旁。外界事物的性质不同，作用于人体后，又由于每个人的体质不同，使得内心欲求发生各种各样不同的变化，从而表现出不同的情绪。因为人有情感，所以我们在生活中才会有喜怒哀乐等各种情绪。它们像柴米油盐酱醋茶一样，丰富着我们的人生。所以我们会"感时花溅泪，恨别鸟惊心"，我们会"怒从心头起"，我们会"今朝欢喜缘何事，礼彻佛名百部经"……

深究一下，我们的情绪藏在我们身体的哪个部位呢？中医学讲："天有四时五行，以生长收藏，以生寒暑燥湿风。人有五脏化五气，以生喜怒悲忧恐。"这句话出自《素问·阴阳应象大论》，意思是自然界有四时五行的更迭变化和寒、暑、燥、湿、风等不同的气候，促成了各种生物生、长、收、藏的生命过程。同样的道理，人体具有功能、属性各不相同的五脏，由五脏的生理活动化生出五脏之气，并产生喜、怒、悲、忧、恐五种情绪，或者叫作五种情志。

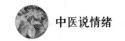

　　具体来讲，五种情志就是肝在志为怒，心在志为喜，脾在志为思，肺在志为忧，肾在志为恐。也就是说，肝在情绪上反应为怒，心在情绪上反应为喜，脾在情绪上反应为思，肺在情绪上反应为忧，肾在情绪上反应为恐。这些情绪我们每个人在生活中都会体验到，比如生活中常说自己因为生气而气得"肝疼"，人们开心的时候"心"花怒放，思念家人的时候茶不思饭不想，等等。

　　到了宋代，有医家提出"七情"的概念，即喜、怒、忧、思、悲、恐、惊，为后世医家所遵循。

第二节 人有五脏主七情

七情，即喜、怒、忧、思、悲、恐、惊七种情志活动，是人体的生理和心理活动对外界环境变化产生的情志反应。七情与脏腑的功能活动有着密切的关系，分属五脏。

1. 心在志为喜

喜，是心情愉快的一种表现，是伴随愿望实现、紧张情绪消除时的轻松愉快的美妙体验。俗话说"人逢喜事精神爽"，高兴的事可使人精神焕发。在生活中遇到符合我们心愿的事情的时候，就会产生喜的情绪。例如，你是一名学生，考试取得了理想的成绩，顺利考上名校，就会非常开心；你是一名劳动者，出色地完成了自己手里的工作，并得到领导的表扬，或者成功地升职、加薪，就会感到喜悦；身为父母，自己的孩子表现出色，孝顺父母，心里就会很高兴，产生喜乐的情绪。身体的脏腑精气充足，气血和调，生命状态良好，就更容易感受到喜悦的情绪。

2. 肝在志为怒

怒，是人对某种事物强烈不满的心理表现。怒是一种很常见、很普遍的情绪，用来表述这种情绪的词汇也比较丰富，比如怒发冲冠、怒火中烧、怒不可遏、勃然大怒、暴怒、震怒、气急败坏、怒则无智等，都是形容人心里的强烈不满的词语。人一旦遇到不合理的事情，或因事未遂，就会有气愤不平、怒气勃发的表现。怒刚好与喜的情况相反，是一种由于愿望受

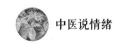

阻、行为受挫产生的紧张情绪的体验，比如在生活中遇到不如意的事情时，人就容易发怒。怒是一种伤人伤己的行为。俗话说：天子一怒，伏尸百万；匹夫一怒，血溅三尺。发怒是会伤害到他人的。同时，发怒也会伤害到自己。中医学讲，肝气宜条达舒畅，肝柔则血和，肝郁则气逆。当人发怒时，正常舒畅的心理环境被破坏，则肝失条达，肝气横逆。所以当一个人生气后，常常会感到胁痛，或两肋下发闷而不舒服，或没有食欲吃不下饭，甚至会气得吐血。

3. 肺在志为忧

忧，指忧愁而沉郁。对所面临的问题感到无从下手，难以解决，没有头绪，这时候就会产生心情低落甚至伴有自卑的情绪状态。忧以情绪低落、兴趣减低甚或丧失为特征，身体的活动水平处于低下状态，故伴有欲望低下、活动减少等相对应的表现，同时还会有忧心忡忡、愁眉苦脸、整日长吁短叹、垂头丧气等表现。《灵枢·本神》说"愁忧者，气闭塞而不行"，若过度忧愁，不仅会损伤肺气，还会波及脾脏之气而影响食欲。杞人忧天的故事就是对悲忧情绪的很生动的刻画：一个杞国人头顶蓝天，却整天担心蓝天会崩塌下来，脚踏大地，却成天害怕大地会陷落下去，以致睡不着觉，吃不下饭。他还担心天上的太阳、月亮、星星会掉下来，惶惶不可终日。

4. 肺在志为悲

悲，是由于哀伤、痛苦而产生的一种情绪，是人在失去所爱之人或物，以及所追求的愿望破灭时的情绪体验，表现为面色惨淡、神气不足，偶有所触及即泪涌欲哭或悲痛欲绝。人的悲伤通常来自经历上的挫折失败，如亲友离世、失业等。另外，这类生物反应又会因生活经验与文化特质而异。悲伤表现在外即为心情沮丧，落泪与沉默。若悲伤的情况持续时间过长，就会表现为人们常说的忧郁，甚至患上临床所说的忧郁症。所以，悲、忧都是肺脏的情志表现。

5. 脾在志为思

思，就是集中精力考虑问题的一种情绪。思虑完全是依靠人的主观意志来加以支配的，如果思虑过度，精神受到一定影响，思维就会变得混乱。诸如失眠多梦、神经衰弱等，大多与思虑过度有关。《诗经》说"关关雎鸠，在河之洲。窈窕淑女，君子好逑。参差荇菜，左右流之。窈窕淑女，寤寐求之。求之不得，寤寐思服。悠哉悠哉，辗转反侧"，所描绘的就是男子倾慕淑女的思虑现象。思与忧相近，都具有情绪低落的特征，但思虑还伴有轻微焦虑，即对所面临的环境感到压力、对所考虑的问题感到担忧的心理负担。

6. 肾在志为恐

恐，指遇到危险而又无力应付而引发的惊惧不安的情绪体验，有惧怕的意思，是精神极度紧张而造成的胆怯。诸如骤遇险恶、突临危难、目击异物、耳听巨响等，都可造成惊吓。日常生活中，有一些恐惧情绪是比较常见的，比如对某些事物或情境产生焦虑、紧张或害怕的情绪，这是一种正常的心理防御功能，对自我保护有着重要意义，可以使我们避免接触那些有危害的事物或情境。亚历山大·波列耶夫认为恐惧是人的一种很正常的感觉，是一种警告危险和提醒我们提早防备的信号，比如我们往悬崖下看时总是心惊胆战的，这会让我们远离悬崖以避免更加危险的事情发生。所以，恐惧不一定是坏事，但应控制在一定程度之内，不可过度。

7. 肾在志为惊

惊，指突然遭遇意料之外的事件而引发的紧张惊骇的情绪体验，是突

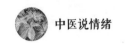

然遇到特殊事件，导致的精神上的猝然紧张。为什么惊和恐都是肾脏的情志表现呢？因为惊是在自己不知道的情况下受到惊吓，而恐是在自己知道的情况下感到恐惧。例如，我们开着一辆小汽车在高速公路上跑得很快，突然一辆大货车迎面而来，这个时候的感受就是惊，而如果是在路上跑的时候发现刹车失灵，汽车一直按照每小时 100 多千米的速度向前疾驰，一直停不下来，这个时候的心理状态就是恐了。

喜、怒、忧、思、悲、恐、惊作为"七情"，都是人的正常情绪反应。只要保持在正常的范围内，不过激，注意调节，就不至于导致疾病的发生。所以《黄帝内经》说："志意和则精神专直，魂魄不散，悔怒不起，五脏不受邪矣。"

第三节　闹情绪易生病

"七情"虽然各有各的特点，但都是人的正常的心理反应。也正是因为人有七情，生活才会更加丰富多彩。但如果"七情"过极，就会导致疾病的发生。所以在养生防病的过程中，我们必须把握好"中庸之道"。

中华优秀传统文化讲求"以和为贵""中庸之道"。"和"是我国传统文化中的重要内容。时至今日，"和为贵""和气生财""家和万事兴"等饱含传统"和"文化意蕴的用语仍经常出现在我们的日常生活中。我国传统文化十分重视人与人和睦相处，讲求待人诚恳宽厚，互相关心理解，与人为善、推己及人，团结、互助、友爱、求同存异，以达到人际关系的和谐。"和为贵"一词出自《论语》"礼之用，和为贵"。礼之运用，贵在能和，就是主张通过礼的运用来保持人与人之间的和谐关系。

《中庸》言："中也者，天下之大本也。"《中庸》原文中对"中庸"的定义是"喜怒哀乐之未发，谓之中，发而皆中节，谓之和。中也者，天下之大本也，和也者，天下之达道也"，意思是人没有发生喜怒哀乐等情绪变化时，称为"中"；发生喜怒哀乐等情绪变化时，始终用"中"的状态来调节情绪，就是"和"。"中"的状态即内心不受任何情绪的影响，保持平静、安宁、祥和的状态，是天下万事万物的本来面目；而始终保持"和"的状态，自我调控情绪，不让情绪失控，让情绪在一个合理的度中变化，则是天下最高明的道理。这也是古人把中庸解释为不偏不倚的出处。

古人有言："圣人不动情。"什么是圣人？无论发生任何事，内心都不发生喜怒哀乐的情绪变化，始终保持平静、安宁、祥和的状态，也就是

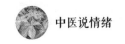

"中"的状态，这时候就可以称为圣人了。出现情绪变化的时候，要用平静、安宁、祥和的内心来控制情绪，不被情绪所牵引或左右，即"真常须应物，应物要不迷"。

中医学是中华优秀传统文化的重要组成部分，受到传统文化的深刻影响。传统文化中"以和为贵""中庸之道"的思想体现在中医学之中就是在养生上讲求节制，治病上讲求中病即止。节制就是人的饮食、情志、劳欲不可过度，要注意调节自己的情绪和饮食起居，不可过喜、过怒、过悲、过劳等。中病即止就是治病的时候不可用药过度，比如一个感冒的外感表实证要用到发汗药，服用几剂后如果病好了就不要再喝了，因为接着喝会导致发汗太过，出汗太多就会导致津液匮乏，进而导致其他的疾病。

喜、怒、忧、思、悲、恐、惊这七情分属五脏，若不能很好地保养精神，顺调意志，七情变化超越了常度，任性放纵，过分激动，就会导致人体气机紊乱、脏腑阴阳气血失调，导致许多情志病证和内伤疾患。

在现代社会的疾病谱里，越来越多的疾病产生于我们不健康的生活习惯，而其中又有很大一部分是由不良情绪造成的。当你感到心情很不好时，要明白你的身体正在遭受伤害。所以，经常闹情绪不可取，我们要学会调控情绪，不让情绪致病导致减寿。

第四节 百病生于气

　　老百姓常说，要少生气，病是气出来的。这里的气是发脾气、发怒的意思。中医学的"气"范围很大，指的是存在于人体中无形的精微物质或能量。气与人的生死存亡密切相关，"气聚则生，气散则亡"。气运行不息，推动和调控着人体的新陈代谢，维系着人体的生命进程。气停止运动，人"断了气"，则意味着生命终止。

　　中医学认为，气可分为元气、卫气、营气、宗气四种人体最基础的气，分布作用于不同的脏腑、经络，继而形成胃气、肺气、肝气等脏腑之气和经络之气。

　　人的生命过程就是每个脏腑系统的"气"升降出入正常运行的过程。《素问·六微旨大论》言："出入废则神机化灭，升降息则气立孤危。故非出入，则无以生长壮老已；非升降，则无以生长化收藏。是以升降出入，无器不有。"有了气的升降出入，才有了人的生长壮老已，才有了植物的生长化收藏。如果升降出入废止了，那么生命也就终止了。维护"气"，让其该升就升、该降就降、该出就出、该入就入，循道而为，就是健康、快乐、长寿之道。

　　俗话说"人活一口气"，气也可以理解为精神，人是需要这种精神的。气需要培养、激发、鼓励、保持，它是生命的源泉，同时也是力量的源泉。生命微弱，必然气衰力竭；生命旺盛，必然朝气蓬勃。有的人年纪轻轻，看起来却像是已步入垂暮之年，丧失了生命的活力；有的人白发苍苍，却精神矍铄，不失风采。两种不同的生命状态，有的黯然，有的辉煌，关键

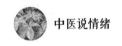

就在这个"气"字。

百病生于气，气的良好循环是身体健康最基本的保障。在前面的内容中我们介绍过，正常情况下七情不会导致疾病的发生，但是在太过的情况下就会导致人体气机失调、脏腑损伤、精血耗伤、神智异常等的发生。举个最常见的例子，很多人一生气就吃不下饭，感觉胸口、咽喉堵得慌，这时候可能会不由自主地按揉胸口，其实这就是身体在自发地调节，之所以感觉堵，是因为那里有一团气，揉一揉，把气揉散了，堵塞的感觉自然就缓解了。

《素问·举痛论》说："余知百病生于气也。怒则气上，喜则气缓，悲则气消，恐则气下……惊则气乱……思则气结……"大怒使气向上逆行，大喜使气涣散，大悲使气消损，大恐使气下泄，受惊使气紊乱耗损，思虑过度使气郁结。这是中医学对七情过度引发气机失调进而产生疾病的认识。

1. 怒则气上

肝在志为怒，所以发怒的时候就会引起肝气失于条达而上逆。先给大家讲个故事，相传战国时，秦国强大赵国弱小，秦国早就想找机会与赵国交战。一个偶然的机会，秦昭襄王听说赵国有一块稀世美玉——和氏璧，价值连城。于是他就写信给赵惠王，说愿意拿秦国的十五座城池来换和氏璧。赵惠王很为难，这很明显是秦国的圈套。不交出美玉容易引动战火，交出美玉又有损国威。这时候，有大臣举荐蔺相如带着和氏璧出使秦国。蔺相如把璧献给秦王后，发现秦王根本没有用十五座城池换和氏璧的意思，于是就假说璧上有点小瑕疵要指给秦王看，趁机从秦王手中收回了和氏璧。随后，蔺相如拿着和氏璧靠近殿柱，他怒发冲冠，瞪着眼睛对秦王说："如果你逼迫我，我的头就和这璧玉一起碰碎在这柱子上！"最终，蔺相如终于将和氏璧完整地带回了赵国。这里面就有一个"怒发冲冠"的典故，意思是极度愤怒的时候头发直竖，把帽子都顶起来了，而怒发冲冠的原因就是"怒则气上"。盛怒则肝气上逆，血随气逆，并走于上。我们在生活中经常会看到有些人发怒的时候眼睛红、脸涨红，还有些人一发怒会晕倒，这些都与肝气上逆有关。如果男性爱发怒的话，可以用 3 片薄荷、10 颗枸杞子泡茶喝，如果女性爱发脾气的话，可以用 3 片玫瑰花来泡茶喝。饮用方法是一样的，将它们放在茶杯中，倒入开水，泡上三五分钟就可以慢慢品饮了。

有些人生气的时候会爆发出来，还有些人生气的时候会闷在心里，也就是生闷气，这就会使得肝气郁结，出现胸胁胀痛、喜欢唉声叹气等症状。肝郁的时候，揉膻中穴的效果非常好。这个穴位在胸部，位于前正中线上，平第 4 肋间，两乳头连线的中点处。生闷气的时候揉上 3 分钟，可以宽胸理气，很快就会感觉胸口顺畅多了。

2. 喜则气缓

人在高兴的时候就会感觉心情很舒畅，但笑得过度的时候又会感觉上不来气，这就是"喜则气缓"，包括缓和紧张情绪和心气涣散两个方面。在正常情况下，适度的喜能缓和精神紧张，使营卫通利，心情舒畅。但暴喜过度，又可使心气涣散，神不守舍，出现精神不集中，甚则失神狂乱等症状。《儒林外史》里有个故事叫"范进中举"，说一个叫范进的人，屡试不中，自己又手无缚鸡之力，不会营生，所以家中穷困潦倒，范进本人也经常受到老丈人及街坊邻里的嘲笑。后来，他背着老丈人去参加了乡试，回家后发现母亲、妻子都已经饿了两三天了。母亲让他把家里的鸡拿出去卖了，换些米来。范进抱着鸡出门，外面传来阵阵锣响，报喜人说，范进中举了。起初，邻居对范进讲的时候，范进还以为邻居是在嘲笑他。没想到回家一看，果然"乡试第七名亚元，京报连登黄甲"。范进不看便罢，看了一遍，又念一遍，两手一拍，笑了一声，道："噫！好了！我中了！"说着，便向后跌倒在地，牙关紧咬，不省人事。母亲慌了，连忙给范进灌了

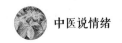

几口水。范进爬了起来，又拍着手大笑道："噫！好！我中了！"一边笑着，一边不由分说就往门外飞跑，把报录人和邻居都吓了一跳。走出大门不多路，一脚踹在塘里，挣着站起来，头发都跌散了，两手黄泥，淋淋漓漓一身的水。众人拉他不住，就这样拍着笑着，一直走到集上去了。众人大眼望小眼，一齐道："原来新贵人欢喜疯了。"范进的这种表现就是大喜使心气涣散所致。我们在生活中也会遇到各种各样的喜事，欢喜之余一定要学会控制情绪。大喜之时，可以揉神门穴 3 分钟，帮助调节心气。神门穴是手少阴心经的穴位之一，位于腕部，在腕掌侧横纹尺侧端，尺侧腕屈肌腱的桡侧凹陷处，主治心烦、心悸、癫狂等症。

3. 悲则气消

有的人因为失恋了，或者有亲人亡故，干什么都没有力气，也吃不下去东西，这就是由于过度悲伤，导致气变少了。过度忧悲，可使肺气抑郁，意志消沉，肺气耗伤，临床见心情沉重、闷闷不乐、精神不振、胸闷气短等。《红楼梦》里，林黛玉得知贾宝玉和薛宝钗订婚的消息后过度悲伤，"黛玉微笑一笑，也不答言，又咳嗽数声，吐出好些血来"。林黛玉准备焚稿的时候，气得咳嗽，又吐了一口血。过了两天，因为过度悲伤，病情加重，"又咳嗽数声，吐出好些血来"，很快就因为悲伤过度而香消玉殒了。所以，我们在生活中要注意，无论遇到任何事都不要过度悲伤。在日常生活中可以多进行能够增加肺活量的运动，比如跑步等，肺活量增大了，肺脏的功能就会更加强大，遇到悲伤的事情时不至于一下子被击倒，平时还可以多吃些百合、梨、山药等食物。遇到悲伤的事情，感觉气短、喘不过气来时，可以揉太渊穴 3 分钟。太渊穴是肺经的原穴，就在腕前区，桡骨茎突与舟状骨之间，拇长展肌腱尺侧凹陷中，揉该穴可以宣肺益气，快速缓解气短等不适。

4.惊则气乱

假设一天晚上你正在路上专心地走着,这时突然有人在背后拍了你一下,你一定会感觉心里咯噔一下,忐忑不安。这就是惊则气乱,是指突然受惊,气机紊乱,以致心无所倚,神无所归,虑无所定,惊慌失措等。宋代的高宗皇帝退位时将皇位传给了他的养子赵昚。据史书记载,建炎三年(1129年)二月,金朝派兵突袭扬州,此时金军的前锋距离扬州只有几十里。一天深夜时分,宋高宗和一个宫女正寻欢作乐,突然听到宫外传来"金兵渡江了"的呼喊声,立马慌慌张张地带着少量随从骑马逃出了扬州城。这次突然的惊吓使宋高宗患上了阳痿,从此没有了生育能力。为什么受惊吓会引起阳痿呢?因为肾在志为惊,而且肾主生殖,受惊过度导致肾脏功能紊乱,自然就会令生殖系统出问题了。宋高宗的儿子就更不幸了。战火烧到扬州城后,宋军出兵,很快平息了战事。但是扬州城也已经遭受了破坏。宋高宗的儿子赵旉当时才3岁,他在离开扬州去往临安的路上发了高烧。高烧期间,一个宫女走路时不小心绊倒了放置在地上的炉子,发出了很大的声响,这使原本经受了逃离恐慌的小赵旉再次受到了惊吓,很快就过世了。成人受到惊吓的时候,可以在专业医生的指导下服用一点点珍珠粉,每次0.3克,睡前用温开水送服。当然,小孩子最容易受到惊吓,父母可以在临睡前给孩子揉小天心穴60次。小天心穴很好找,就在孩子手掌根部大鱼际与小鱼际相接处。

5.恐则气下

我们经常可以在影视剧中看到,有的角色胆子比较小,遇见危险的事情时甚至会被吓得尿了裤子,这就是我们中医学讲的恐则气下,指恐惧过度,气趋于下,血亦下行,临床见面色苍白、头晕,甚则昏厥。恐又可使肾气下陷不固,出现二便失禁,或男子遗精、孕妇流产等。历史上"荆轲刺秦王"的故事可谓家喻户晓,荆轲之所以没有成功,与一同相去的另一

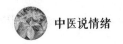

名刺客秦武阳有关。相传，燕国太子想找人刺杀秦王，于是他找了三个刺客，其中一人名叫秦武阳。这个人胆子非常大，12 岁时就在闹市街头杀死了自己的仇人，燕国太子就将其推荐给了荆轲做他的帮手。可是，这个平时胆子很大的秦武阳到了秦国大殿上面见秦王时却害怕了，面色煞白，也因此被秦王怀疑，提高了警惕，荆轲刺杀秦王因此而失败，秦武阳也被秦国侍卫砍死在殿下。我们在生活中经常会遇到令人恐惧的事，比如在工作中突然被领导叫起来讲话，遇到不熟悉的事情时感到紧张恐惧，和陌生人打交道时难以克服"社交恐惧症"等，这里给大家提供一个方法，就是先承认恐惧的存在，然后深吸气，再慢慢呼气，尽量让呼吸变得绵长。中医学讲，肺主气，肾主纳气，当一个人的呼吸由自己掌控时，气机就会慢慢恢复正常，恐惧自然很快就会消失了。

6. 劳则气耗

对于很多重体力的工作，劳动一会儿就要休息一下，这是因为在劳动的过程中人体的气会被消耗，而休息的目的就是为了让消耗的气得到及时的补充，以免使人体的气严重耗伤，变成气虚病。如果长时间高强度劳动而得不到休息，工作效率就会低下，并表现为精神不振、少气懒言，甚至会发生"过劳死"。历史上，清代雍正皇帝算得上是最勤政的皇帝之一了。相传，他登基之后与其父康熙的很多做法相反，在位的 13 年里很少离开北京城，不巡幸，不游猎，日理政事，终年不息，即便是生病都没有停止朝事。也正因如此，过度劳累使雍正皇帝气机耗尽，过劳而死。现在，很多人过于劳累，运动少，身体过早地被严重透支，这时候一方面要注意休息，规律睡眠，增加锻炼、旅游等时间，为自己的身体充电，一方面既然过度劳累非常耗气，那就要适当地补一补气。在我们的腹正中线脐下 1.5 寸处有个穴位叫气海穴，顾名思义，刺激该穴可以让气像大海一样绵绵不绝。可以每天揉 3 分钟，也可以依病情进行艾灸，每天 10 分钟左右即可。

7. 思则气结

思虑劳神过度会导致气机郁结，伤神损脾，临床见纳呆、脘腹胀满、便溏、心悸、失眠、健忘等。唐代诗人崔护曾写过一首诗名为《题都城南庄》："去年今日此门中，人面桃花相映红。人面不知何处去，桃花依旧笑春风。"关于这首诗，有一个美丽动人的传说。青年崔护容貌英俊，文采出众。清明时节，他一个人去都城南门外郊游，走到一户庄园时因为口渴上前讨水喝。叩门后出来一位女子，年龄与他相仿，美丽动人。两人相互注视了很久，各自有意，但都未说出口。崔护怅然而归，回家后对这位女子仍是十分思念。一年后崔护又去了城南这位女子所在的庄园，可是大门却落了锁，于是在旁边的墙上题下了这首流传千古的情诗，并署上了自己的名字。因为没有见到想见的人，崔护隔了几天又去了那个庄园，没想到却听到里面有哭泣之声，于是进入庄园询问。一位老人哭着说："是你害了我的女儿。"崔护不解，后来才得知，自己见到的那位女子自从前一年见到自己后就经常精神恍惚，得了相思之疾。那天老父陪她出去散心，没想到回家时看到了墙上题的诗。女子读完之后，回到房中便一病不起，茶饭不思。崔护听后十分悲伤，请求见一见她。崔护看到躺在床上的女子，失声痛哭。神奇的是，女子听到崔护的声音后竟然睁开了眼睛。后来，两人结成了夫妻，过上了幸福的生活。在这个传说中，女子很大可能就是因为"思则气结"而病倒的。思虑过度，气机郁结，便会引起腹部胀满、茶饭不思等多种不适。

人活一口气，百病生于气。所以，我们要调节好我们的情绪，让气顺顺畅畅的，这样自然就会少生病、不生病了。

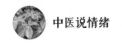

第五节　极端情绪与疾病

如果一种情绪过于激烈，或者长期占据一个人的心理状态，也就是七情太过，就会导致严重疾病的发生。

1. 多愁善感，愁断肠

我国古代文人作诗时，如果形容极度悲伤，常会用到一个词叫"断肠"。这个词是怎么来的呢？在魏晋南北朝时期有部著作叫《世说新语》，其中讲了一个这样的故事："桓公入蜀，至三峡中，部伍中有得猿子者，其母缘岸哀号，行百余里不去，遂跳上船，至便即绝。破视其腹中，肠皆寸寸断。公闻之怒，命黜其人。"故事大意是说，有一个姓桓的大官要坐船到蜀地去，船行到三峡时，有一个下属捉了一只小猿猴。母猿发现孩子被捉去后，沿岸哀叫，跟着船走了数百里还不肯离去。后来母猿跳到了船上，但很快便死了。有人剖开了母猿的肚子，发现它的肠子已经断裂成一寸一寸的了。桓公听说此事后，心中非常不忍，将这个下属免职赶走了。

《红楼梦》中的林黛玉这个角色，想必大家都非常熟悉吧。林黛玉多愁善感，从春哭到夏，从夏哭到秋，红颜薄命。近年来，女性的生活和工作压力越来越大，导致一些疾病也越来越猖狂，比如乳腺癌就是近年来让很多女性饱受困扰的一种疾病，因为很多女性极易产生紧张焦虑、孤独压抑、悲哀忧伤、苦闷失望、急躁恼怒等情绪，长期受到不良情绪刺激，人体生命节律发生紊乱，神经内分泌系统功能失调，进而导致内环境失衡，免疫力下降，可导致胸腺生成和释放的胸腺素减少，淋巴细胞、巨噬细胞对体内突变细胞的监控能力及吞噬能力下降，容易造成癌肿等疾病的发生。

2. 抑郁症

抑郁症临床可见心境低落与其处境不相称，情绪的消沉可以从闷闷不乐到悲痛欲绝，自卑抑郁，对周围的事漠不关心，感觉生活没有希望，自己没有价值，严重者整夜整夜失眠，身体麻木迟钝，感觉身体和精神都异常痛苦，甚至悲观厌世，可有自杀想法或行为，甚至出现肢体木僵，部分病例有明显的焦虑和运动性激越，严重者可出现幻觉、妄想等精神症状。每次发作持续至少 2 周，长者甚或数年，多数病例有反复发作的倾向。抑郁症患者最严重的后果是自杀。有数据显示，在自杀和自杀未遂的人群中，50% ～ 70% 是抑郁症患者。

3. 暴怒

在我国"四大名著"之一的《三国演义》里，"三气周瑜"可谓是脍炙人口。诸葛亮一气周瑜是周瑜千辛万苦打败了曹兵，自己还中了箭伤，没想到诸葛亮却趁机夺取了南郡等地，气得周瑜疮口崩裂，从马上摔了下来。诸葛亮二气周瑜是周瑜向孙权献计假装把孙权的妹妹许配给刘备，想把刘备骗到东吴杀害，没想到诸葛亮用计让刘备带着孙权的妹妹平安返回了荆州，周瑜听到士兵"周郎妙计安天下，赔了夫人又折兵"的呼喊时气得疮口再次崩裂。诸葛亮三气周瑜是周瑜想攻取荆州，却被诸葛亮识破计策最终被围，周瑜急火攻心，口吐鲜血，英年早逝。"诸葛亮骂死王朗"也是《三国演义》中非常经典的故事。诸葛亮北伐行至祁山，王朗不顾年事已高，执意要出战，并且在出战前夸下海口："来日可严整队伍，大展旌旗。老夫自出，只用一席话，管教诸葛亮拱手而降，蜀兵不战自退。"第二天，王朗和大都督曹真等人迎战诸葛亮，阵前与诸葛亮一番舌战，结果没想到王朗的口才与诸葛亮相比差得太远，诸葛亮的一番犀利言辞把王朗骂得气

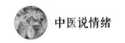

急攻心，从马背上跌落而死。事实上，现代研究发现，暴怒失控或情绪长期消极会过度激活交感肾上腺系统释放大量肾上腺素和去甲肾上腺素，引起血脂水平升高，并激活血小板，促进斑块破裂，导致血栓形成，诱发心肌梗死和脑卒中。

《美国心脏病学会杂志》刊登的耶鲁大学蕾切尔·兰帕特博士完成的一项研究发现，经常暴怒的男性不仅容易发生脑卒中，还容易发生猝死。研究发现，生气会对心血管健康产生负面影响。怒发冲冠时，肌肉中的血流量高出正常水平，导致心脏供血减少，引发心肌缺血、心律不齐、大脑缺氧、气短，甚至猝死。

俗话说，笑一笑，十年少。经常发自肺腑地笑一笑对心血管健康极有益处，在生活中保持乐观向上的积极心态对疾病的预防具有重要的意义。避免情绪过激，是健康长寿的重要保障。

第六节　情绪与内分泌

不知道大家有没有发现，恋爱中的男性和女性都会变得很不一样。恋爱中的女性会变得更加美丽动人，恋爱中的男性更加阳刚有男人味。这其实都与恋爱时甜蜜幸福的情绪引起了内分泌的变化有关。

人们常说恋爱中的女人最美，因为在甜蜜的恋爱中能够感受到自己被伴侣关心和照顾，体内催产素的分泌增加，而催产素具有改善女人气色和精神状态的功效，同时它还可以降低血压，具有很好的镇定作用。当女性体内的催产素水平升高时，女性就会变得平静，焦虑感也会逐渐消失。在这种状态下，女性更容易接收外界的积极信息，也更容易感受到幸福和快乐。女人在心动时，体内雌激素分泌旺盛，这有助于提高皮肤弹性和增加光泽。对男人来说，恋爱会让他们变得朝气蓬勃，雄激素的分泌让他们充满男人味，肌肉更结实，变得更加自信。

临床研究表明，内分泌系统是人体健康的不可分割的要素，内分泌系统产生的激素调节体内每一个系统、器官、组织和细胞的代谢功能，对人体有着极为重要的意义。当内分泌紊乱时身体会出现各种各样的临床症状，而情绪可以通过影响人体的内分泌系统来影响身体。1936年，美国的汉斯·赛雷博士通过对脑垂体的研究发现，疾病和不良情绪都可以刺激腺垂体分泌生长激素，而生长激素就像一把双刃剑，可以激活免疫力对抗病毒，但同时又会引发疾病，而有些疾病单纯就是不良情绪诱发腺垂体过度分泌生长激素引起的。更为严重的是，长久的不良情绪会引发更严重的疾病，

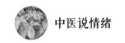

而疾病的加重又会进一步强化不良情绪，就这样循环往复，陷入恶性循环。相反，良好的情绪则是一剂良药，会刺激腺垂体分泌的激素达到最理想的水平，而这是任何药物都赶不上的。

现代研究发现，不良情绪会诱发很多疾病。例如，脾气急躁会导致女性内分泌功能紊乱，久而久之容易导致子宫内膜异位症、月经失调、痛经等妇科疾病，以及一些乳腺疾病。脾气急躁还会诱发黄褐斑、色斑等损美性皮肤病。

身边有很多女性，婚后性生活正常，努力备孕却始终怀不上。进行了相关的检查，指标也是正常的。这时候，有些人想着反正怀不上，就先不强求了，于是干脆夫妻俩出去旅游了，回来后反而怀孕了。这种情况其实就与情绪紧张及放松等因素有直接关系。

作家鲁迅在小说《祝福》中描写的人物祥林嫂，一生中嫁了两个丈夫，死了两个丈夫，虽都不是因她而死的，然而在当时的社会环境里，祥林嫂被认为是有罪的，因为她"克夫"。为了赎罪，祥林嫂倾尽毕生积蓄到寺庙里捐了门槛。可是捐了门槛的祥林嫂并没有得到别人的谅解，周围的人依旧不接纳她。当她在祝福之夜兴冲冲地端出供品时，鲁家的不公平待遇又给予她重创，导致她从此精神萎靡，做事心不在焉，最终被赶出去当了乞丐。在一个祝福之夜，死在了漫天风雪中。

祥林嫂的一生中悲剧不断，整日处在伤心之中会严重危害她的身体健康。伤心属于不良情绪，是会造成内分泌失调的，偶尔的伤心对身体无害，但是如果长期处于伤心的状态，就会衍生出压抑、抑郁、悲观、消极等不良情绪，时间久了会影响体内激素的分泌，从而导致内分泌失调。可见，保持良好的心情是非常重要的。

消除不良情绪，最好的方法莫过于适当宣泄，切忌把不良情绪埋于心底，"隐藏的忧伤如熄火之炉，能使心烧成灰烬"。如果你感到悲痛欲绝或委屈至极，可以向至亲好友倾诉，寻得安慰和同情，也可以去做一项自己喜欢的运动，把压抑的情感发泄出来，还可以提笔发泄，将自己的悲痛或苦恼宣泄在日记里，直到心里感到轻松、舒畅为止。

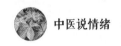

第七节　女性月经期、更年期的情绪反应

叶天士在《临证指南医案》中指出"女人以肝为先天也"，有了肝疏泄功能的正常发挥，才有了女子月经的按时来去。随着年龄的增长，到了一定年纪的时候，气血衰少，肝的疏泄功能不能正常发挥，于是就有了女性在更年期的异常反应。

月经期和更年期都是女性特殊的生理时期。在这两个特殊的时期，女性通常会有一定的情绪变化。另外，如果女性长期情绪不佳，会影响正常的月经来去，导致疾病的发生。

1. 女性的特殊之处

肾为先天之本，先天是指人体在受胎之始禀受于父母的物质能量和生命动力，因此肯定了肾作为先天之本的地位。但女子有胞宫，是通行经带、孕育胎儿之所，胞宫的生理病理与冲任二脉是否通盛有直接关系。尽管肾为先天之本，肾气的盛衰决定着天癸的至竭，但冲任二脉是否通盛并不完全取决于肾的作用，其与肝的关系亦十分密切。因肝藏血，主疏泄，肝血旺注于冲脉，则冲盛；肝气条达舒畅，则任通，胞宫能保持其正常的生理活动。反之，则属病理状态。

2. 月经期的情绪反应

月经又称月事、例假等，中医学称其为经血。西医学认为月经是指有规律的、周期性的子宫出血。现代女性月经初潮年龄平均在 12.5 岁，绝经年龄通常在 45 ～ 55 岁，与排卵功能减退、雌激素分泌减少等各方面因素有关。

许多女性在月经周期中存在情绪波动问题，尤其是在经前和月经期，情绪易低落、抑郁或急躁，主要表现为烦躁、焦虑、易怒、疲劳、头痛、乳房胀痛、腹胀、浮肿等，有时还可以伴有全身不适、困乏、便秘、腹泻、尿频及纳差等，多在经行后自然消失。

女性在月经期的情绪波动是由多种因素导致的，其中生物学因素（激素水平）和非生物学因素（文化、社会、环境）都起着一定的作用。卵巢在月经期会释放大量激素，引起体内环境的改变，继而对情绪产生影响，又因文化、社会、环境因素的影响而得到放大。

3. 如何改善经期抑郁

月经期是每一个女性的正常生理期，只要在生活中稍加注意和改变，就可以从心理上和身体上愉快轻松地度过这段特殊时期。那么哪些方法能改善经期抑郁呢？

第一，微笑。生理期前身体所感受到的不适并不是疼痛难忍，更多的是容易产生烦躁情绪、无精打采。这时，推荐大家多和朋友聊聊天，看一看喜剧电影，尽情地笑。

第二，多出去走走。在屋里待久了，就容易让自己沉浸在忧郁的气氛之中，这时候放下一切出去走走就可以大大改善这种郁闷的状况。天气好的话就散散步，喜欢开车的话就驾车兜兜风，微风拂面的日子里就骑单车远行。沐浴在灿烂的阳光下，感受着风的吹拂，欣赏着明媚的风景，生理期的烦恼一定会被抛到脑后。

第三，做个大扫除。适度进行运动是改善生理期前不适症状的一大关键，进行一场大扫除是一个不错的选择。

第四，试着改变一下屋内布局。改变屋内布局可以转换心情，又不失

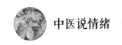

为一个锻炼的好方法。劳动时的精力集中，以及劳动后的满足感都能让人的精神为之一振。

4. 更年期的情绪反应

女性到了四五十岁的时候常常会突然发脾气，经常因为一些非常小的事情而怒气冲天，气得满脸通红，可怕得甚至让人不敢靠近。其实，这是因为她们进入更年期了。那么什么是更年期呢？

更年期又叫围绝经期，如果伴随着更年期出现了一系列身体表现，我们称之为更年期综合征，指妇女绝经前后出现性激素波动或减少所致的一系列以自主神经系统功能紊乱为主，伴有神经心理症状的综合征。更年期综合征中最典型的表现是潮热、潮红，多发生于 45～55 岁，大多数女性可出现轻重不等的症状，有人在绝经过渡期症状就已开始出现，会持续到绝经后 2～3 年，少数人可持续到绝经后 5～10 年症状才有所减轻或消失。人工绝经者往往在手术后 2 周即可出现更年期综合征，术后 2 个月达高峰，可持续 2 年之久。

情绪低落是更年期最主要的症状，起初可能在短时间内表现为各种情感体验能力的减退，无精打采，对一切事物都不感兴趣，感觉未来渺茫黯淡，甚至感觉欢乐之情完全消失。

5. 更年期女性如何调节情绪

（1）学会接受自己的情绪

更年期是每个女性都要经历的阶段，但每个人表现出来的症状轻重不等，时间久暂不一。轻的可以安然无恙，重的可以影响工作和生活，甚至会发展成为更年期综合征。时间上短的几个月，长的可持续几年。接受自己的情绪变化可以在一定程度上缓解紧张焦虑的心情。

（2）多和家人沟通

不少更年期女性因为身体不适而不愿和家人沟通，只顾一味地发脾气，这样会让家庭关系变得很糟。处在这样的环境中，女性会更容易生气。因此，发现自己有不良情绪时，不要闷在心里，应该想办法排解出来，不妨多和家人沟通，把心里话说出来。这也提示更年期女性的家人和朋友一定要多给予体谅和关心，千万不要无端指责。

（3）注意劳逸结合

女性处在更年期阶段时要防止过度疲劳，平时要多参加一些体育锻炼，如散步、打球、打太极拳、做操等。

（4）不要滥用补品

很多女性进入更年期后害怕身体出现问题，往往会盲目地服用补品来帮助自己延缓衰老，但是这种病急乱投医的方式是不对的，而且很容易导致一些疾病的出现。

（5）学会转移情绪

在众多调整情绪的方法中，"情绪转移法"是非常有效的一种，即暂时避开不良情绪，把注意力、精力和兴趣投入另一项活动，以减轻不良情绪对自己的冲击。可以转移情绪的活动有很多，比如各种文体活动，与亲朋好友倾谈，阅读研究，琴棋书画，等等，要将情绪转移到有意义的事情上，尽量避免不良情绪的强烈冲击，减少心理创伤。

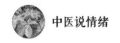

第八节　小心身体功能退化带来的情绪反应

衰老是每个人都要经历的生理过程。我们的自然界非常神奇，自然界的物种千奇百态，却能够一代代地传递下去。物种之间能够找到平衡，就是因为万事万物都遵循着生长化收藏和生长壮老已的法则。过往者为后来者让路，使得生物数量不至于超过自然界的承载能力。

衰老是指人体对环境的生理和心理适应能力进行性降低，逐渐趋向死亡的现象，是成熟期后出现的生理性退化过程。生物体（比如人体）就像一架非常复杂而精密的机器，机器用的时间长了，总会造成磨损，暴露出各种各样的毛病，最后总会有丧失功能的时候。

1. 衰老会带来哪些情绪反应

（1）焦虑

人在四十岁之后，大多能够感觉到自己体力不支，做事力不从心，熬夜后身体吃不消等，当发现自己的身体功能不如从前的时候就容易胡思乱想，感觉死亡在一步步朝自己逼近，因此容易产生焦虑的情绪。

（2）不自信

随着身体功能的衰退，男性会出现体力不支、精力不足等情况，房事也会逐渐力不从心。而当女性发现自己出现皱纹、眼袋，形体开始臃肿的时候，对自己的外貌越来越不满意，常常会慢慢地出现不自信的表现。

（3）烦躁

我们在前面也提到过，伴随着身体功能的减退，人体的内分泌及神经调节机制也会出现各种各样的变化，体内激素的分泌出现紊乱，便容易造成情绪烦躁。

2. 学会用乐观向上的态度接受衰老

随着科学技术的发展，美容和化妆的确可以起到让人看起来更加年轻的效果。但是人的衰老过程是不可逆，也是不可阻挡的。每个人都会经历身体功能的衰退，皮肤会变得粗糙、干燥，胶原蛋白不似从前一般充足。这些是必然会发生的，但不一定就是不好的，衰老是人成长阶段中必经的一部分。

历朝历代许多皇帝痴迷于长生不老，汉文帝却是个例外。汉文帝在自己的遗诏中是这样说的：朕听说，天下万事万物，没有不死的道理，死是天地的常理，是万物的自然规律，有什么值得悲哀的呢。我们这个时代的很多人，都乐于长生，而厌恶死亡。现在，我已经在位 20 多年了，依赖神灵的庇护，江山社稷的福运，才使得百姓安宁，边境少起战乱，我很害怕随着年月的增长，自己会做出失德的事情而不能善终。现在幸运的是，我可以颐养天年，哪有什么值得悲哀的呢？从这些话中我们可以看出，汉文帝对待自己的死亡确实很淡然，很坦然。

人的衰老不仅体现在外表上，还体现在心态上，这就需要我们用乐观向上的态度接受衰老。其实在我们周围也经常会发现这样一些人，年纪虽长，却充满了幸福感，积极参加各类活动，对生活充满了信心，每天都笑容满面，也就是很有精气神。所以，积极去参加一些集体活动，找到自己喜欢做的事情，可以帮助自己获得更好的心态，让自己充满活力，这对于延缓衰老来说是非常重要的。

第二章
情绪与五脏

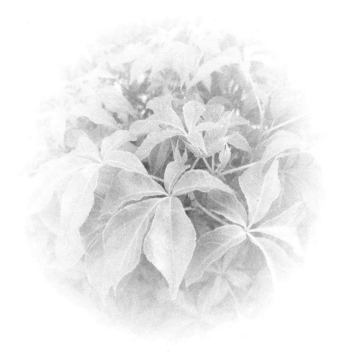

第一节　五神，五脏，五神脏

中医学有"五神脏"之说，简单来讲就是我们的五脏里住着"五神"。《黄帝内经》里的《素问·宣明五气》说："心藏神，肺藏魄，肝藏魂，脾藏意，肾藏志，是谓五脏所藏。"五脏与人的情志活动密不可分，相互影响。五脏精气充盛则情绪正常，五脏精气不足就会出现各种各样的疾病。反之，如果七情过极也会伤及五脏进而出现各种病理表现。

中医学最独特的地方就是讲求整体观念，把人类、自然、社会看作一个整体。生活在整体中的人与自然、社会环境，包括人与人之间都是相互联系、相互影响的。中医学研究疾病是将人放在大自然中去，而不是简单地把人类置于实验室之中。大自然中的人是相互联系而非独立存在的，所以想要研究人就必须把人放到整个社会群体中。人生活的环境是由自然社会与人类社会两个部分组成的，自然社会有风雨雷电，人类社会有喜怒哀乐，这些都会对人体造成影响。

中医学讲五脏是由肝、心、脾、肺、肾组成的，需要注意的是中医学的"脏"不是单纯的器官，而是五脏系统，比如中医学所讲的肝系统不仅包括了肝与胆，还与筋爪相连，与视觉相连，与大自然春天之气相通，与怒气相关，等等。各个系统不仅自成体系，还相互联系，相生相克，如此达到一种相对平衡的状态，才能保证人正常生理活动的进行。

接下来咱们就说一说中医学的"五神脏"。中医学将五脏与所藏之神相互联系组成了五神脏，将神、魂、魄、意、志分别归属于五脏，即"心藏神，肺藏魄，肝藏魂，脾藏意，肾藏志"。五脏所藏的精气即是"五神"化

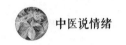
生的物质基础，五脏精气充盛，则五神安藏守舍而神志清晰、思维敏捷、反应灵敏、运动灵活、睡眠安好、意志坚定，刚柔相济。每个脏腑储藏的气血津液等生命物质也是情绪活动的物质基础，物质基础支撑情绪活动，情绪活动影响物质基础。

1. 心主血而藏神

在中医学中，广义的神是指人体生命活动的外在表现，是对人体生命活动的高度概括。它可以通过人的眼神、表情、语言、动作等反映于外，又称为"神气"，是中医望诊的重要内容。狭义的神是指人的精神、意识和思维活动。心主神志，主神明，即是指主狭义的神。《素问·灵兰秘典论》称："心者，君主之官也，神明出焉。"心主神志的生理功能正常，人的喜处在一个合理的范围内，就会精神振作，神志清晰，思维敏捷，对外界信息的反应灵敏而正常。反之，心血耗伤，或者大喜狂笑，记忆力、注意力、精神状态都会受到影响，可引起精神意识、思维活动的异常，从而出现失眠、多梦、神志不宁，甚则谵狂，或反应迟钝、健忘、精神萎靡，甚至昏迷、不省人事等临床表现。心藏神的特点在许多成语中就有所体现，如心旷神怡、心驰神往、心领神会、心神不宁、心神恍惚等。

三国时期的诸葛亮家喻户晓，他"羽扇纶巾"，无论遇到任何事，都摇着羽扇，一副风轻云淡的样子，打了大胜仗也能守住心神，遇到大危难也同样能守住心神。相传，诸葛亮的妻子是当时有名的才女，也是出了名的"丑女"。诸葛亮很欣赏她的才华并到她家提亲。临别时，这位女子送给诸葛亮一柄鹅毛做的羽扇。诸葛亮以为送鹅毛扇是"千里送鹅毛，礼轻人意重"的意思，没想到这位女子说："你刚才在我家，和家父谈论刘备三顾茅庐之事时眉飞色舞，讲到你的隆中计时神气十足，讲到曹操兵多将广时又眉头紧锁，讲到江东孙权时忧心忡忡。大丈夫做事，要守住心神，喜怒不形于色，才能成大事。"诸葛亮听后大为受教，自此羽扇伴其一生，也让他留名青史。

我们在平时的工作生活中，不论是否顺利都要守住我们的心中的"喜"，守住心中的"神"，这样才能获得更大的成功。例如，我们在观看围棋、象棋等比赛的时候能够发现，高手总是喜怒不形于色，占优势时不会太过高兴，这样才能不断扩大优势，最终取得胜利。再比如我们谈生意时，如果谈得顺利就喜形于色，很容易让对方知道自己的底线、底价，最终反而让己方吃亏。

2. 肺主气而藏魄

我们在生活中遇到一些人做事果断、有胆识时，常常会说："这个人真有魄力！"什么是魄力呢？这就跟我们的肺脏有关了。前面我们介绍过，肺藏魄，而魄是人体的本能反应。如果一个人的肺气充足，那么他的气魄就足，就会给人一种阳刚、果断、有主见的感觉。如果一个人肺气虚则气势虚，声怯音低，常常因为经受不住压力而哭泣，容易感冒，经常感到疲乏无力等。

古时候，楚霸王项羽就是一个很有魄力的人，《史记》中称其"羽之神勇，千古无二"。项羽在年少时就魄力十足。根据《史记》记载，秦始皇游览会稽郡渡浙江时，项羽和他的叔父项梁一起去观看，项羽当时就说："我可以取代他！"项羽长大后，曾率楚军渡河营救赵国以解巨鹿之围。楚军全部渡过河以后，项羽让士兵们饱饱地吃了一顿饭，每人再带上三天的干粮，然后传下命令，把渡河的船凿穿沉入河里，把做饭用的锅全部砸破，把附近的房屋统统烧毁。就这样，没有退路的楚军战士以一当十，杀伐声惊天动地。经过数次激战，楚军最终大破秦军。项羽虽然最终并未称帝，却也留名青史，为后人所敬仰，这得益于项羽敢于做事的魄力！

我们在生活中如果发现自己做事的魄力不够，遇到一点压力就感觉气短，悲伤哭泣的话，不妨适当多锻炼以鼓舞肺气，肺气充足后可能会惊奇

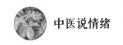

地发现自己变得有担当、果断多了。

3. 肝藏血而舍魂

《血证论·便脓》认为："肝藏血，即一切血证，总不外理肝也。"肝的藏血作用是指肝具有贮藏血液、调节血量及防止出血的功能。《医学入门·脏腑》说："肝藏魂，魂者，神明之辅弼，故又曰肝为宰相。""魂"指精神或情绪。肝藏魂，白天魂从肝中出来，则人眼睛睁开，苏醒过来；到了夜里魂又进入肝中，人躺在床上就能够睡着了。肝血充足则精神安和，睡眠正常。"有由肝虚而邪气袭之者，必至魂不守舍，故卧则不寐，怒益不寐，以肝藏魂、肝主怒也"，肝血不足则六神无主、心烦意乱，还可能多梦、失眠、烦躁不安，甚至头发枯焦、爪甲坑洼等。

历史上有个与"魂"有关的故事，叫"关云长单刀赴会"，精彩异常。相传，刘备取益州，孙权令诸葛瑾找刘备索要荆州。刘备不答应，孙权极为恼恨，便派吕蒙率军取了长沙、零陵、桂阳三郡。刘备得知后，派大将关羽争夺三郡。孙权派鲁肃抵挡关羽。双方剑拔弩张，孙刘联盟面临破裂，鲁肃请关云长过江赴宴，实乃"酒无好酒，宴无好宴"。但关云长艺高人胆大，带着周仓单刀赴会。宴会上，鲁肃直奔主题，索还荆州。关公开始时以饮酒莫谈国事为由将话题岔开，哪料鲁肃步步紧逼。周仓插话："天下土地，唯有德者居之，岂独是汝东吴当有耶？"关羽从周仓手中夺过大刀，假装怒斥道："这是国家大事，休得多嘴，快快给我退下！"明斥周仓，实在鲁肃！接着，关公推醉，右手提刀，左手挽住鲁肃，亲热之中又带有几分杀气："今天饮酒，我已经醉了，莫要再提荆州之事，担心我这刀伤了故旧之情。改日我请你到荆州赴会，再作商议。"鲁肃被他一提，挣脱不得，早已吓得魂不附体，暗藏刀斧的手也只好"望洋兴叹"。到了船边，关公才放了鲁肃，拱手道谢而别。鲁肃如在梦中，半晌才缓过神来。

鲁肃受到了惊吓，魂不附体。这也很正常，毕竟是被关云长提着，性命危在旦夕，属于一种极端情况。生活中我们在遇到一些事情时也容易出现魂不守舍、失魂落魄、惊魂未定等心理表现，这时候我们要注意滋养肝血，可以适当多吃酸味食物，因酸味入肝，还要注意早睡勿熬夜，因为"人卧则血归于肝"。

4.脾藏营而舍意

营，指循行于脉中的精气，它生于水谷，源于脾胃，有化生血液的功用。舍就是屋子，名词动用，也就是藏的作用。意就是意念，指人思维活动的活跃度，是五脏精气所化生的情志活动之一。思考不仅是脑的工作，还需要各个脏腑的分工协作。例如，人往往在饱餐之后思考能力会有所下降，从西医学角度来看这是因为饭后胃肠充血，大脑相对缺氧。过度的思虑就会损害脾脏，影响脾的健运而出现食欲不振、胸腹痞满等病症。脾胃气血充足则思维敏捷，精神焕发，容光满面；脾胃气血不足则思虑气结，还会出现面色无华、神情呆滞、四肢乏力等。

唐代大诗人孟郊，在没有考取功名时家境十分贫寒，而且多次进京赶考都名落孙山，直到41岁的时候终于金榜题名，考中进士。那时的他可谓是意气风发，提笔写下了"昔日龌龊不足夸，今朝放荡思无涯。春风得意马蹄疾，一日看尽长安花"的千古名诗。

为什么人"得意"的时候会身心舒畅？因为脾藏意，所以人高兴的时候脾脏功能处于一种兴奋的状态，而中医学认为脾主肌肉，因此人也会感觉到四肢百骸都很舒爽。所以，患有胃胀纳差等脾胃病的人群可以多到户外走一走，看一看喜剧，想一想开心的事，有助于消化功能的恢复，增进食欲。

5.肾藏精而舍志

志，指人的记忆力或意志，类似于我们平时所说的志气，与肾密切相

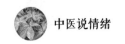

关。肾主骨生髓通于脑，肾之精气充盛则脑髓充而精力旺盛，记忆力强，身轻如燕，反应灵敏，人有定力；肾之精气不足，则精神不振，健忘，老态龙钟，目光呆滞，反应迟钝，听力下降，甚至痴呆等。

秦末陈胜、吴广起义，为后来推翻秦的暴政奠定了基础。相传，陈胜年少的时候就志向远大。据说陈胜曾经同别人一起被雇佣耕地，有一天，陈胜和别的雇工们干活干得累了，就在田畔高地上休息，面对这种苦日子，陈胜愤慨叹息："如果有朝一日我们谁富贵了，可不要忘记老朋友啊。"别的雇工们笑着回答说："你就是个被雇佣耕地的人，哪来的富贵呢？"陈胜说："唉，燕雀怎能知道鸿鹄的志向呢！"从"志"的角度来分析，陈胜从小志向远大，后来能够起义，可知他的为"志"提供住所的肾脏功能是强大的。肾主恐，肾脏功能强大，就不会怕事，将来更能成大事。所以，如果想要成大事，就要养护好肾脏，意志坚定，全心全意地做好一件事，这样自然就可以事半功倍了。

第二节　五脏虚实引起情志变化

《黄帝内经》中有许多关于情绪、神志活动变化的深刻论述，比如在《灵枢·本神》篇中，黄帝问岐伯"血、脉、营、气、精、神，此五脏之所藏也。至其淫泆，离脏则精失、魂魄飞扬、志意恍乱、智虑去身者，何因而然乎？天之罪与？人之过乎？何谓德、气、生、精、神、魂、魄、心、意、志、思、智、虑？"我们在前面介绍了五神脏主五神志：心主血而藏神，肺主气而藏魄，肝藏血而舍魂，脾藏营而舍意，肾藏精而舍志。单独从某一脏所主的神志来看似乎毫无关系，也就无法深刻理解七情过度而使脏腑分离、精华散失、魂魄飞扬不定、志意无主恍乱、思考决断尽失的现象。那么七情变化究竟是天生的"灾难"，还是人为的"罪过"呢？到底是什么原因造成的呢？岐伯从物质与神志变化的角度给出了解答："天之在我者德也，地之在我者气也。德流气薄而生者也。故生之来谓之精；两精相搏谓之神；随神往来者谓之魂；并精而出入者谓之魄；所以任物者谓之心；心有所忆谓之意；意之所存谓之志；因志而存变谓之思；因思而远慕谓之虑；因虑而处物谓之智。"这段话的意思是，人因天地之气上下相交、阴阳相合而化生；人的生命的原始物质叫作精；男女交媾，两精结合而形成的新的个体叫作神；随神气往来的精神活动叫作魂；随从精的先天本能叫作魄；脱离母体后，主宰生命活动的叫作心；心里的意念叫作意；意已定，并决心去实现的叫作志；根据志而思考斟酌的叫作思；思考范围由近及远，不断扩大的叫作虑；经过考虑而后做出的判断叫作智。也就是说，人生在天地之间，是神机变化的个体。对外界事物和环境的变化而做出的一系列

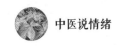

反应是需要五神脏共同参与形成的。

由此可见，心作为君主之官，是一切行为活动的主宰和始发者，在先天肺魄和随神而来的肝魂的基础上，心因受到外界事物的刺激而产生了意念，才会形成脾意，而脾意已定后，便成了肾志，肾志的实现又需要脾意的反复思虑来协助，从而做出反应，也就是智。"故智者之养生也，必顺四时而适寒暑，和喜怒而安居处，节阴阳而调刚柔。如是，则僻邪不至，长生久视。"所以五神脏功能完善的人，一定是聪明的人，他们对保养身体是有一定规律法则的，必定是顺从四时节令的变化来适应气候的寒暑，不让七情过度，注意正常的饮食起居，节制房事，调节刚柔运动，这样邪气难以侵入人体，能够长寿而不易衰老。

若七情过度，则会对身体造成严重的损伤，如《灵枢·本神》篇所言："怵惕思虑者则伤神，神伤则恐惧流淫而不止。因悲哀动中者，竭绝而失生。喜乐者，神惮散而不藏。愁忧者，气闭塞而不行。盛怒者，迷惑而不治。恐惧者，神荡惮而不收。"也就是说，恐惧和思虑太过能损伤心神，而神伤就会变现出害怕、恐惧，甚至会精时自下、二便失禁等；悲哀太甚，内伤五脏，会使人身之正气耗尽以致绝灭而亡；喜乐过度，会使神气涣散而不安；忧愁太甚，会使气机闭塞不通；大怒能使神志错乱而昏迷；恐惧太甚可使神气散失而不收。由此可见，七情过极可以影响五脏、气血的状态，从而使人体正气受损。所以我们要调节好自己的七情，使其不至于太过或不及，同时我们也要认识到，五脏本身出现虚实等不平衡的状态时，也会导致异常七情的产生，而且会伴随一系列的其他异常症状。下面让我们一起从临床的实际情况出发，去了解五脏不同虚实状态所导致的异常情志变化。

1. 肝气虚则恐，实则怒

《灵枢·本神》言"肝藏血，血舍魂，肝气虚则恐，实则怒"，说的是肝主藏血，魂藏于血中，肝气虚易产生恐惧的感觉，肝气实则易发怒。在前面的章节中我们了解了肝在志为怒，肝气实易发怒的道理比较好理解，但肝气虚为什么易恐惧呢？不是肾在志为恐吗？这里就不得不引出肝肾同源的基本概念。所谓肝肾同源是指肝肾的结构和功能虽有差异，但其起源相同，生理病理密切相关，可采用肝肾同治的治疗法则。肝藏血，肾藏精；肝主疏泄，肾主闭藏。因肝肾之间阴液互相滋养，精血相生，故称"肝肾同源"。在正常生理状态下，肝血依赖肾精的滋养，肾精又依赖肝血的不断补充，肝血与肾精相互资生相互转化，精与血都来源于脾胃消化吸收的水谷精微，故称"精血同源"。肝主疏泄，肾主闭藏，二者之间存在着相互为用、相互制约、相互调节的关系。肝之疏泄与肾之闭藏是相反相成的。肝气疏泄可使肾气闭藏而开阖有度，肾气闭藏又可制约肝之疏泄太过，也可助其疏泄不及。因脏腑配合天干，以甲乙属木，属肝，壬癸属水，属肾，所以肝肾同源又称"乙癸同源"。因此，肝与肾之间的病理影响，主要体现于阴阳失调、精血失调和藏泄失司等方面。临床上，肝或肾不足，或相火过旺时，常常肝肾同治，或滋水涵木，或补肝养肾，或泻肝肾之火，都是以肝肾同源理论为依据的。明白了肝肾同源理论，也就清楚了为什么肝气虚则恐了。

2. 脾气虚则四肢不用，五脏不安，实则腹胀，经溲不利

《灵枢·本神》言"脾藏营，营舍意，脾气虚则四肢不用，五脏不安，实则腹胀，经溲不利"，说的是脾主藏营气，意藏于营气之中，脾气虚则四肢乏力难用，五脏缺乏营气则不安易作，肝不安则失眠肢麻，心不安则惊悸易作，肺不安则短气易伤，肾不安则二便频数。脾气实则腹满腹胀、二便不利。可见，脾气虚会导致五脏不安，五脏不安则神不归舍，神不归舍则神志颠倒错乱，故失眠、惊悸易作。这时临床常使用一个经典名方归脾汤，它针对的就是脾气虚和心血虚导致的失眠、乏力、惊悸等表现。

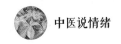

3. 心气虚则悲，实则笑不休

《灵枢·本神》言"心藏脉，脉舍神，心气虚则悲，实则笑不休"，说的是心主血脉，脉中藏神，心气虚易产生悲伤感，心气实则喜笑不止。心主血脉，主神志，心气虚则不开心而善悲；若心受邪而气实，则喜笑不止。张子和在《儒门事亲》中记载了一例心气实导致喜笑不止的病例。张子和曾遇到一妇人，病喜笑不止已有半年，找很多医生治疗过，但都没有好转。他先给她服用盐汤，再以头钗探吐，病者吐出热痰五升后服用黄连解毒汤以解热毒之实邪，不过数日病退笑止。在临床中我们有时会遇到患有心脑血管疾病的患者因为有痰瘀之邪郁阻在心胸之间而时有大笑不止的情况，这时候从"心气实则笑不休"的角度来进行论治，往往能够获得不错的临床效果。

4. 肺气虚则鼻塞不利，少气，实则喘喝，胸盈仰息

《灵枢·本神》言"肺藏气，气舍魄，肺气虚则鼻塞不利，少气，实则喘喝，胸盈仰息"，说的是肺主藏气，气中藏魄，肺气虚则发生鼻塞、呼吸不利，短气，肺气实则喘促胸满，仰面呼吸。肺主气，司呼吸，主宣发肃降，肺气虚易梦见白物，肺气盛则恐惧哭泣。长时间说话的职业最容易出现鼻塞、咽喉不利、短气等肺气虚的表现，而且往往还伴随着肺津液不足所致的口干、心气血不足所致的心悸，甚至还有津亏化燥所致的咳嗽、血脉瘀阻所致的胸闷心痛等实邪的表现，这时候应该从心肺气虚、津亏血瘀的角度来综合考虑，以恢复肺的功能。张仲景在《伤寒论》中所创立的炙甘草汤，又称复脉汤，不仅可以治疗心动悸、脉结代的心悸病，还可以治疗口干咽燥、吐白沫痰的肺痿病。

5. 肾气虚则厥，实则胀

《灵枢·本神》言"肾藏精，精舍志，肾气虚则厥，实则胀"，说的是

肾主藏精，精舍志，肾气虚则四肢厥逆，肾气实则少腹作胀。肾主藏精，主水液，有蒸腾气化作用，主一身之阴阳。《素问·厥论》云"阳气衰于下，则为寒厥，阴气衰于下，则为热厥"，可见在下的气不足，即肾气不足是致厥的根本原因。当"厥"伴随着二便不通或泄利不禁时，应该从"下"求之，如《素问·至真要大论》所言"诸厥固泄，皆属于下"。当"厥"伴随着恐惧、心悸、气上冲咽喉、发作欲死复还止等症状时，便成了肾之积，变为奔豚病了。除肾气虚则厥外，肾气虚还容易导致心肾不交的发生。心肾不交是指肾阴亏损，阴精不能上承，因而心火偏亢，失于下降，以心烦不寐、心悸不安、眩晕、耳鸣、健忘、五心烦热、咽干口燥、腰膝酸软、遗精带下等为主要表现。肾气实除出现少腹作胀的表现外，还可以导致水饮凌心。水饮凌心是心与肾阳气亏虚，水液泛滥所致，以畏冷肢凉、肢体浮肿（下肢尤甚）、心悸、气喘不能平卧、咳嗽吐稀白痰等为常见表现。

中医学讲，五脏藏五志，五脏主六气。六气者，气、血、脉、津、液、精是也。人体任何一项神志活动的完成都需要多脏的协同配合，各脏的虚实异常均可导致相应的情志异常。虚者当补之，实者当泻之，如此可使各脏腑达到阴平阳秘的状态，使情志不致失常。

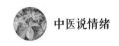

第三节 谨察阴阳，以平为期

前面我们已经了解了五脏虚实状态的不同可以导致异常的情绪活动，七情过极亦可导致五脏损伤，因此我们当根据五脏虚实的不同程度及情绪变化情况，谨察其阴阳所在而调，以平为期。

《灵枢·本神》言："心怵惕思虑则伤神，神伤则恐惧自失，破胭脱肉，毛悴色夭，死于冬。脾愁忧而不解则伤意，意伤则悗乱，四肢不举，毛悴色夭，死于春。肝悲哀动中则伤魂，魂伤则狂妄不精，不精则不正，当人阴缩而挛筋，两胁骨不举，毛悴色夭，死于秋。肺喜乐无极则伤魄，魄伤则狂，狂者意不存人，皮革焦，毛悴色夭，死于夏。肾盛怒而不止则伤志，志伤则喜忘其前言，腰脊不可以俯仰屈伸，毛悴色夭，死于季夏。恐惧而不解则伤精，精伤则骨酸痿厥，精时自下。是故五脏主藏精者也，不可伤，伤则失守而阴虚，阴虚则无气，无气则死矣。"由此可见，情绪的平和、脏腑的阴阳平衡对于人体健康来说十分重要。

1. 肝悲哀动中则伤魂

"肝悲哀动中则伤魂，魂伤则狂妄不精，不精则不正，当人阴缩而挛筋，两胁骨不举"，指的是因悲哀太过而伤及肝所藏的魂，魂伤便会狂妄而不精明，举动失常，甚或使人前阴萎缩，筋脉拘挛，两胁不能舒张。著名的文学故事"狸猫换太子"中李宸妃就是因为自己所生的儿子被换成狸猫而悲哀过度才双目失明的。人生有些时候，灾难来得太快，来不及思考，便情绪失控，进而伤及五脏。过度悲哀会伤及肝脏及肝经引起失明、拘挛、胁痛等，我们应尽量让自己看轻得失，不以物喜、不以己悲，保持淡然平静的心态。

2. 心怵惕思虑则伤神

"心怵惕思虑则伤神，神伤则恐惧自失，破䐃脱肉"，指的是因恐惧和思虑太过而伤及心所藏之神，神伤便会时时恐惧，不能自主，久而大肉瘦削，困笃羸弱近死。在战乱或灾难发生的年代，人们容易因为受到惊吓而伤神，比如有人在战争中留下了恐惧的阴影，有人在经历过地震灾害后出现了心灵创伤。思虑过度也会伤及心神，出现心悸、失眠等症状，甚至会茶饭不思，日渐消瘦而亡。

3. 脾愁忧而不解则伤意

"脾愁忧而不解则伤意，意伤则悗乱，四肢不举"，指的是因忧愁不解而伤及脾所藏之意，意伤便会胸膈烦闷，手足无力举动。南宋时期有一位忧国忧民的爱国词人——辛弃疾，青年时参加反金义军，奉表南归，历任微职，积极反金，不得重用，晚年忧愤而卒。在我国历史上有许多忧国忧民的名人，比如"先天下之忧而忧"的范仲淹、"留取丹心照汗青"的文天祥等，他们都是以适度的忧愁之心来激励自己的爱国之行，而非一味愁忧不解、杞人忧天。

4. 肺喜乐无极则伤魄

"肺喜乐无极则伤魄，魄伤则狂，狂者意不存人，皮革焦"，指的是喜乐太过而伤及肺所藏的魄，魄伤便会出现癫狂，语无伦次，皮毛肌肤粗糙。魂是指能离开人体而存在的精神，魄是指依附形体而显现的精神，因此魄伤人会癫狂。其中，癫以表情淡漠、沉默痴呆、语无伦次、静而多喜为特征，狂则以精神亢奋、狂躁不安、喧扰不宁、骂詈毁物、动而多怒为特征。

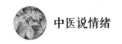

5. 肾盛怒而不止则伤志

"肾盛怒而不止则伤志，志伤则喜忘其前言，腰脊不可以俯仰屈伸"，指的是大怒不止而伤及肾所藏的志，志伤便会记忆力衰退，腰脊不能俯仰屈伸转动。肾者，作强之官，伎巧出焉。"作强"指的是耐重强的劳动，"伎巧"指的是精巧灵敏的活动，盛怒伤肾志后，会影响心神活动而健忘、痴呆，不能进行精细的、灵敏的、强度大的脑力和体力劳动。腰为肾之府，肾志受伤后累及腰脊则俯仰屈伸不利，现腰痛背强不能行之象也。

6. 恐惧而不解则伤精

"恐惧而不解则伤精，精伤则骨酸痿厥，精时自下。是故五脏主藏精者也，不可伤，伤则失守而阴虚；阴虚则无气，无气则死矣"，指的是恐惧不解而伤精，精伤则骨节酸软痿弱，四肢发冷，精液时时外流。五脏之精不可伤，精伤失守，进而阴虚无气也。

这里要谈一谈这个精伤导致的痿厥病，有学者认为痿厥病相当于西医学的运动神经元病。"痿厥"早见于《灵枢·邪气脏腑病形》："脾脉……缓甚为痿厥，微缓为风痿，四肢不用，心慧然若无病。"杨上善在《黄帝内经太素》中说："缓甚者，脾中虚热也。脾中主营四肢，脾气热不营，故曰四肢痿弱，厥，逆冷也……微缓，脾中微热也。脾中有热受风，营其四肢，令其痿弱不用。风不入其心，故心慧然明了，安若无病。"另，《灵枢·邪气脏腑病形》言"缓者多热"，可见痿厥之病可由脾中虚热，不营四肢而成，以四肢痿弱、逆冷为主要表现。《灵枢·经脉》亦言"是主肾所生病者，口热舌干，咽肿上气，嗌干及痛，烦心心痛，黄疸，肠澼，脊股内后廉痛，痿厥嗜卧，足下热而痛"，可见痿厥之病亦可由肾脏经脉发生病变而成，并伴随口舌干燥、咽肿咽痛、烦心足热、脊痛嗜卧等肾虚髓减、气耗热淫之症。由此观之，痿厥之病乃脾肾虚热，气耗髓减，热邪淫泆而成，以四肢痿弱不用、手足逆冷为主要表现，或伴有口干咽痛、烦心足热、脊痛嗜卧等热结气耗之症。朱丹溪在《丹溪心法》中创立的治痿名方虎潜丸等，可用于痿厥之病的治疗。

七情过极可伤五脏之魂、神、魄、意、志及五脏之精，除直接伤及相关脏腑外，七情首先影响心神，若数情交织，多伤心肝脾，最终影响脏腑气化功能，变生情志病证，因此当谨察病之阴阳所在而调之，以平为期。

第三章
情绪与寿命

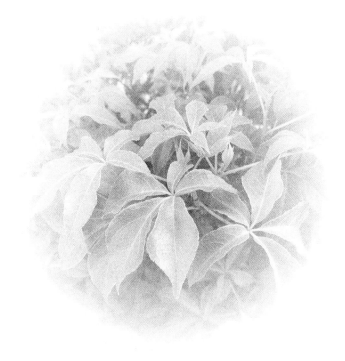

第一节　彭祖的乐者寿

健康长寿向来是人类的共同追求。"乐以忘忧，不知老之将至"，孔子的这句话阐述了长寿的一大关键要素——乐观。放下得失心，顺其自然，笑口常开，这就是人类可以共用的长寿法则。

传说中彭祖活了八百岁，是否真的有八百岁？实难考，也难令人置信。不过，根据《国语》和《史记》的记载，彭祖是确有其人的，而且以长寿著称。后来在汉武帝时期，鲁恭王破坏了孔子住宅，得到了大批竹简，其中记述彭祖活了七百六十七甲子。按《尚书正义》"每六十日而甲子一周"，彭祖活了 46200 日，约合 126 岁，这个数字基本可信。所以，后来的人们世代将彭祖视作长寿的象征。

乐观向上，淡泊名利，清心寡欲，注重品性修养，是彭祖得以长寿的重要原因。他始终保持着乐观向上的生活态度，从不计较名利得失，不追求物质享受，恬静而达观。传说殷王前前后后共赠给他万金，他却用来接济贫困，自己无所留。《神仙传》记述"彭祖少好恬静，不趋世务，不营名誉，不饰车服，唯以养生治身为事"，可知彭祖绝非那种四处钻营，终日忙于机谋巧算、患得患失的人。他心地善良，心胸豁达，思想开明，不受"慎喜毁誉"所累，经常保持良好的精神状态，这些正是身体健康的首要保证，也是尽享天年所必不可少的条件。

彭祖认为养生之道并不烦琐，关键在于不可生出过高的欲望。要想保持乐观向上的生活态度，获得长寿，就必须学会淡泊名利。衣食不追求过于华美，凡成败、荣辱、得失之类不可考虑得太多，否则徒然增加忧愁烦

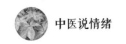

恼。彭祖是一位仁爱之人，他非常同情普天之下的劳苦大众，无论他走到哪儿，都乐于帮百姓分忧解难，因此深受百姓的敬重和爱戴。

1. 乐观向上的人更长寿

一项调查研究显示，在百岁老人的长寿原因中，遗传基因占15%，社会因素占10%，医疗条件改善占8%，气候条件占7%，其余60%则取决于老人自己，其中排在第一位的秘诀就是心态。善于看到生活中光明的一面，建立积极的思维方式有益健康。也就是说，乐观主义者往往能长寿。

乐观的性格确实对健康长寿有益。美国匹兹堡大学的研究者在8年间追踪调查了10万多名50岁以上的女性，发现总是期盼好事发生的乐观女性死亡风险低14%，死于心脏病的风险低30%。同时，乐观者还不容易患高血压、糖尿病或染上烟瘾。中医学强调"形神合一"，保持乐观向上的生活态度和心理状态是达成自身内环境稳定的生命基础。

位于广西西北部河池巴马瑶族自治县的长寿村是世界五大长寿之乡中百岁老人分布率最高的地区，被誉为"世界长寿之乡"。来到这里就会发现，老人的生活态度非常乐观，性格开朗，积极向上，爱劳动，生活环境好。可见，乐观的心态是健康长寿的重要因素之一。

2. 时刻不要忘记幽默

有一天，著名诗人海涅正在伏案创作，长时间的脑力活动让他感到十分疲惫。这时，仆人推门进来，将一个邮包递给了他。海涅对仆人的举动感到十分恼怒，正打算狠狠地批评他打扰自己创作思路的不礼貌之举，可就在抬头的瞬间，海涅发现邮包上面写了这样一句话："亲爱的海涅，我不仅健康，而且很快乐！衷心地致以问候！你的梅厄。"原来这个邮包是好朋友梅厄寄给他的，读了梅厄的这句话，海涅会心一笑，转而对仆人说："谢谢你。"随后，海涅决定跟梅厄开个玩笑。几天之后，梅厄收到了一个十分沉重的邮包，于是雇了一个脚夫帮他扛回家。回到家里，梅厄急不可耐地打开邮包，却发现是一块大石头，石头上还附着一张小纸条，上面写着："亲爱的梅厄，看完你的信，得知你健康而快乐，我心中的大石头终于落地了。现在我把它寄给你，以便永远纪念我对你的爱。"

懂得幽默的人，会让自己的生活充满欢声笑语。幽默作为生活的必备良药，让人能够以积极乐观的态度面对生活。所以，学会适时运用幽默，让生活处处充满情趣吧！

3. 学会换个角度看问题

有一次，罗斯福的家里进了小偷，不少东西都被偷走了。他的朋友听说了这件事情，就写了一封信安慰他。回信时，罗斯福这样写道："对于你的来信安慰，我表示衷心感谢。不过，我如今十分平静。因为首先，小偷偷走的只是我的东西，而没有将我的生命偷走；其次，小偷只把我的一部分东西偷走了，而不是全部；最后，也是最让我感到庆幸的是，他是小偷，而我不是。"

我们都会追求积极、正向和美好的目标，但生活无法十全十美，对待这些缺憾，关注"得"还是"失"就是乐观和悲观的区别了。凡事看得开的人，生活往往多姿多彩，因为他们能够尽自己所能发现身边更多幽默、快乐的元素。很多看似糟糕透顶的事情，换个角度，就会发现也不一定全是坏处。

4. 拿得起，放得下

有人说，现代人的恼是想出来的，气是比出来的，急是闹出来的，病是吃出来的。一位94岁的老人，鹤发童颜，步履矫健，看上去就像60岁出头。别人问他的长寿秘诀是什么，吃了什么补品，做了什么运动，他笑了笑说："我只有两句话，叫作'有说有笑，没心没肺'。"这里的"有说有

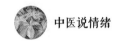

笑"指的就是要保持积极、乐观的生活态度，懂得幽默，有事不要憋在心里。西方有一句谚语，叫"不烦恼，不生气，不用血压计"，可见，糊涂一点，潇洒一点，心胸宽一点，是远离疾病的重要措施。

"没心没肺"在许多人看来不是个太好的词，其实这是提示我们不妨让自己大大咧咧一些，凡事不往心里去。"没心没肺"，有些"粗线条"的人群往往更长寿。

情绪困扰是诸病之源。《黄帝内经》认为，喜、怒、忧、思、悲、恐、惊"七情"不可过度，否则就会损害脏腑功能，影响健康。保持平和的好心态，既不过忧，也不过喜，才是长寿的基础。俗话说"笑一笑，十年少"，乐观豁达是利于长寿的好性格，把忧愁烦恼放一边，可以降低发病率。

第二节 孔子的仁者寿

孔子将长寿与道德紧密相连，强调道德水平带来的成就感是达成自身内环境稳定的生命基础。以孔子为代表的儒家"仁爱"学说对中华文化产生了深远的影响，常怀一颗仁心，人才能够长寿。

"仁"是儒家思想的核心，"仁"字始见于儒家经典《尚书·周书》"金縢"篇之"予仁若考"。"仁"指好的道德，孔子首先把"仁"作为儒家最高道德规范，提出以"仁"为核心的一整套学说。"仁"的内容甚广，其核心是爱人。"仁"字从"人"从"二"，也就是人们互存、互助、互爱的意思，故其基本含义是指对他人的尊重和友爱。

孟子在孔子仁说的基础上提出了著名的仁政说，要求把"仁"的学说落实到具体的政治治理中，实行王道，反对霸道，使政治清平，人民安居乐业。孟子提出了一些切于实际的主张，重点在于改善民生，加强教化。其中，首要之点是"制民之产"，要求实行"五亩之宅，树之以桑，五十者可以衣帛矣；鸡豚狗彘之畜，无失其时，七十者可以食肉矣；百亩之田，勿夺其时，八口之家可以无饥矣；谨庠序之教，申之以孝悌之义，颁白者不负戴于道路矣。老者衣帛食肉，黎民不饥不寒，然而不王者，未之有也"，把仁政说与王道政治联系起来。孟子认为人皆有仁爱之同情心，即不忍人之心，主张"以不忍人之心，行不忍人之政，治天下可运之掌上"。行仁政，天下可得到治理；不行仁政，则天下难以治理。

随着社会文明程度的不断提高，现代人更加重视健康，但是很少有人注意自身的"道德健康"问题。道德良好是有益于人体健康的重要因素，

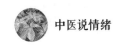

道德品质低劣有损健康。宋代学者苏东坡说"因病得闲殊不恶，安心是药更无方"，意思是病后康复并无灵丹妙药，唯一的妙方是安心。只有保持良好的道德情操，才可以让自己心安理得，拥有良好的心理状态，才能够获得长寿。

满怀仁心的人更乐观向上，喜欢微笑，宽广的胸怀让他们更易挺过不幸。反之，常对人怀有恶意，斤斤计较，长此以往必定会损害身心健康，总处于憋闷的状态更容易患上高血压、心脏病和高脂血症等疾病，从而影响生活质量和寿命。

巴西有一位医生名叫阿尼塞托，他进行了长达 10 年的调查研究，发现那些卷入腐败行为的人更容易患癌症、心肌梗死、过敏症、脑出血等疾病。他对 583 名被控有各种贪污受贿罪的官员和 583 名廉洁官员进行了比较，不廉洁的官员中有 60% 的人生病或死亡。其中，在 116 名死亡者中，患癌症的占 60%，患心脏病的占 23%，患其他疾病的占 17%；患病的 232 人中，患癌症的占 53%，患心脏病的占 15%，患其他疾病的占 32%。而廉洁官员中生病或死亡者仅占 16%。玩世不恭或是做了亏心事的人，精神心理长期处于不健康的状态，进而引起体内代谢紊乱，功能失调，诱发各种疾病。一心一意做公益慈善事业的人，大公无私，坦然自若，乐于奉献，情绪乐观，永思进取，受人尊重，可以保持最佳的精神状态，自然可以延年益寿。

从免疫系统角度来看，常常行善有益于增强人体免疫力，而心怀恶意、损人利己者寿命则比较短。经常暴跳如雷容易使血压升高，贪污受贿、盗窃等违法乱纪的人因为做贼心虚，法律的利剑悬在头上，所以经常坐立不安，情绪紧张，失眠烦躁，甚至暴病而亡。

西汉董仲舒是儒家代表人物之一，他青年时期学习刻苦，发奋苦读，学识渊博，上知天文、下晓地理，将儒家学说进行了进一步的发展，充分阐释了天人合一的学术思想，并主张人人都应当忠君爱国，这才是最大的仁义。董仲舒在《春秋繁露》中说"利以养其体，义以养其心""循天之道，以养其身"，用物质的东西（利）来充养形体，以精神的东西（义）涵养心灵，顺应大自然寒暑变化之道来调养身体。相传，董仲舒被汉武帝派到江都易王刘非那里当国相。刘非是汉武帝的哥哥，此人粗暴蛮横，但因为董仲舒声望很高，是举国知名的大儒，所以对董仲舒非常尊重，把董仲舒比作辅佐齐桓公称霸诸侯的管仲，希望他像管仲辅佐齐桓公一样来辅佐自己，以篡夺政权。但董仲舒在政治上主张天下一统，因此对刘非借古喻今进行了规劝，指出仁人做任何事情都是为了匡扶正义而不是为了个人利益，应当明确了解自己的道义准则而不贪图功劳，所以孔子的弟子即便是小孩也羞于提到五霸，因为五霸是先行欺诈后行仁义，只是耍手段而已，不足以被真正有道义的人提及，暗示刘非不要称霸。董仲舒辅佐江都易王的六年里开展了祈雨、止涝等仁政活动。作为一个怀有仁爱之心的人，穷则独善其身，达则兼济天下，常怀一颗仁心，可健康长寿。根据历史考证，董仲舒生于公元前 179 年，卒于公元前 104 年，寿 75 岁，在当时算是相当长寿的了。

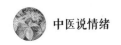

第三节　老子的静者寿

　　道家是产生于我国先秦时期的一个思想流派，其中蕴含了博大精深的情绪养生智慧，历经数千年而不衰。道家主张清静无为，提出天道自然无为，主张心灵虚寂，坚守清静，复返自然。《说苑·君道篇》载师旷言云："人君之道，清静无为，务在博爱，趋在任贤，广开耳目，以察万方，不固溺于流俗，不拘系于左右，廓然远见，踔然独立，屡省考绩，以临臣下。此人君之操也。"后世有很多人不明白其中的道理，认为道家的清静无为等同于态度消极，如此理解实为谬误。真正的清静无为，并非是无所作为，放任不理，而是循道而作，法天地而为。无为是自然而为，不染物性，不为物累，并非听任自然，更非听天由命。道家的无为，并非不求有所作为，而是指凡事要"顺天之时，随地之性，因人之心"，不要违反"天时、地性、人心"，凭主观愿望和想象行事。

　　道家的无为是与世无争，故天下莫能与之争。顺应天时、地利，不去妄求不能做到的事情，人生中就会少很多烦恼，进而达到长寿的目的。《道德经》中的"上善若水"其实就把这件事说得很清楚，"水善利万物而不争，处众人之所恶，故几于道"，以此言明道家思想的根本。老子的"无为"是无人为之为，一切行为遵循客观规律。通俗来讲，无为就是合理的作为，是积极的作为。

　　张陵出生于东汉建武年间，7岁时就开始读五经、习天文地理，后来进了王宫的最高学府——太学，毕业后成为乡里的大儒，也因此当上了江州县令，后来因为战乱，张陵辞官而去游名山，访求"仙术"长生之道。张陵住山不久便患上疟疾病，久治不愈，病情越来越重。偶然机会下，他得到一本书，书中是老子的思想观点，杂糅了阴阳五行和儒家学说，要求欲成仙者必须"以民为本"，要掌握生物草本药方，先为民后为己！病愈以后，他努力学习医术，为乡民解除病苦，为百姓治病不收分文，为民兴利，也揭露某些巫师的骗人把戏。很快，他就成了深受百姓称赞和拥戴的大医。据传，张陵 123 岁时仍然神清体健。

要想长寿，就必须保证心静。张陵经常去访问名川，这样可以让自己远离尘世的喧嚣，控制自己在人世之中的欲望，保持一颗平静的内心。相反，我们可以想象一下，如果一个人每天想着的都是如何赚更多的钱，如何能够让自己的地位再升高一些，怎么能够长寿呢？

随着当代社会的飞速发展，我们的物质生活水平得到了极大的提高，但是这种快节奏也让人的压力倍增。人们每天处在巨大的压力之中，最大的精神隐患莫过于总是患得患失、斤斤计较、追逐名利、贪求无度。欲望会导致心理上不满足、不平衡，从而产生悲观失望感、低落感、怀恨感，活在孤独之中。一切欲望来自不清静的心，当你的欲望来干扰自己的时候，首先要看看自己的心是否清静。许多人身心疲惫，不堪重负，身体呈现亚健康状态，各种竞争形势的加剧、个人奢求和欲望的升级，都会引起紧张、焦虑、抑郁等心绪变化。

有科学研究表明，人所承受的压力与消化性溃疡等疾病的发病率呈正比。临床中发现，很多白领因为工作时间太长、工作压力过大容易出现胃痛，医生嘱咐要按时吃饭，按时睡觉，并且配上一定的药物治疗后他们的胃痛很快就止住了，但是由于工作原因无法保证规律的作息，胃痛总是反反复复。可是如果过一段时间工作做完了能够休个假，胃痛的症状很快就消失了。所以，处在忙碌状态中的我们需要静下心来，清静大脑，调节情绪，优化神志，保持轻松愉快的心情，坦然淡定，从容练达，潜心静养，积极应对烦恼和困扰。

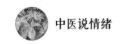

老子云："毋劳汝形，毋摇汝精，毋使汝思虑萦萦（缠绕）。寡思路以养神，寡嗜欲以养精，寡言语以养气。"《素问·上古天真论》说"恬淡虚无，真气从之，精神内守，病安从来"，不是消极不作为，而是积极稳定内环境，自身不乱、内环境稳定，自然没有疾病的困扰。当代著名东方学家季羡林享年 98 岁，晚年时仍耳聪目明、思维敏捷、笔耕不辍，季老的"三不主义"养生观的第一条是"不锻炼"；享年 106 岁的社会学家雷洁琼，养生语录里也有"不锻炼"这一条。上述两位大家所说的"不锻炼"，是反对为了锻炼而锻炼，也就是采用不科学的锻炼方式，说到底是提倡静养。他们的养生实践是对身静的最好诠释。有科学研究表明，人在静养状态下，身心放松，呼吸减慢，心率、血压和体温也相应降低，这种低代谢的积累效应能使生命相对地得到延长。静养的同时配合适当的运动，就是长寿的奥秘。

那么如何才能做到清静无为？

第一，冷静思考自己的目标。现代社会的竞争异常激烈，我们总是容易受到成功学的影响，立志必须要成为什么样的人，必须在多少岁之前赚到多少钱，必须在几年之内在大城市买房，等等。给自己树目标很容易，可如果不去考虑自己的能力，这些目标反而会变成一团欲望，而欲望如果没有得到满足则会感到痛苦，得到满足后又会感到无聊而失去动力。所以，我们应当冷静下来，仔细地思考我们的目标，同时要制订切实可行的计划以实现目标。

第二，调整呼吸。调整呼吸是保持心静的最基本的方法，保持呼吸调匀，吸气时感觉清气充满全身，从头顶向下到达了脚跟（呼吸以踵），呼气时感觉浊气从头顶等全身各处排出。

第三，音乐静心。舒缓的音乐在一定程度上也非常有助于静心，比如在睡觉前给哭闹的婴儿听一听舒缓的乐曲，往往会让他更容易入睡。音乐对人的情绪有很强的影响作用，高昂的音乐容易使人激动，庄重的音乐可以让人提起精神，低沉的音乐容易使人悲伤。如果想达到静心的状态，可以多听一听较为舒缓的音乐。

第四，拥抱大自然。古往今来，有很多名士喜欢游山玩水，在大自然中放空自己的心灵。因此当自己在一段时间内心情杂乱时，不妨给自己放个假，到一些比较小众的景点旅游，以免太过嘈杂。

从道家的养生智慧中我们能够发现，学会调节自己的情绪，保持心静的状态，避免浮躁，学会采用各种方法摒弃杂念，是长寿的重要因素。

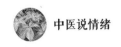 中医说情绪

第四节　中医学的生命观

中医学在天地人三才一体观模式下认识人体的健康与疾病。中医学对生命存在的认识中蕴藏着丰富的古代哲学思想，以气一元论、阴阳学说、五行学说为说理工具，解析生命体的生理结构关系及其活动规律。具体到人，中医学认为人是天地精气的产物，人的生命始于精气之聚合，终于精气之散失。生命十分宝贵，《黄帝内经》中有大量关于生命养护的论述，奠定了中医预防医学、中医心身医学、中医养生学的理论基础，直到今天仍然值得我们借鉴学习、深入研究。

1. 天地人三才一体观

《素问·至真要大论》曰："天地之大纪，人神之通应也。"《黄帝内经》提出了"人与天地相参"的观点，强调天地自然气候环境对人的生理、心理活动具有制约作用。春夏秋冬四时之气的变化，阴阳消长，人与天地遵循同一自然规律。人作为高级生命体，不仅有自然属性，还有社会属性。人的社会活动、居处环境、文化背景、生活境遇、人际关系等因素时刻影响着人的心身变化。人从本质上讲是人与自然、人与社会、人与人关系的总和。心身之间的作用关系是在综合自然环境、后天环境、人事境遇等的复杂背景下形成的，这也是生命健康、心身问题发生的内在机制。因此，中医学认为心身相关的理论基础是天地人三才一体的医学模式，这与现代心身医学的"生物－心理－社会"医学模式理念不谋而合。

古人在长期观察、实践过程中发现，人与自然、人体自身是和谐的整

体。天地二气的交感化生了万事万物，我们人体是天地万物生命中的一部分。《道德经》曰："道生一，一生二，二生三，三生万物。万物负阴而抱阳，冲气以为和。"气一元论是构建中医整体观的关键部分。人的生命受制于自然，人要顺应自然规律而生存，也就是要遵循天地之道。气一分为二，为阴阳两端，阴阳二气交感气化，衍生出不同的生命现象，中医学将其分为五大类，也就是木、火、土、金、水。人在这个大环境下生存、繁衍，是天地环境的一分子，天地阴阳的消长影响着人的阴阳消长，地域环境、社会环境也影响人体的内环境，进而造就了不同类型、不同体质特征的人群。保养人的生命，首先就是要认识天地环境的变化规律，要知道四时更替、昼夜阴阳的演变特点，了解阴阳二气的作用关系及气的运动规律，而后在这个基础上认识人的生命，养护我们的身体。

2. 精、气、神为人身三宝

精、气、神是人之三宝，人要拥有健康的体魄就要满足精气充足、精神焕发的要求。长寿的人大多有一个共同的特征，就是精气神十足，面色红润有光泽，这是生命力旺盛的最佳体现。人体的精有先天之精和后天之精，先天之精禀受于父母，与家族遗传基因密切相关，另一个是后天之精，与后天的生长环境、饮食起居等息息相关。有的人虽然先天不足，但是通过后天的保养，也能够拥有健康的身体，尽终其天年。反过来，有的人先天精气充足，但不注重后天养生，反而会损害健康，导致年半百而衰。精、气、神这三者之中，神是最重要的。中医学认为，精气是神的物质基础，神能够驭精，对精气有反向调控作用。很多人对养生的认识存在一个误区，认为补养形体是最为关键的，花费很大工夫在吃补药、吃保健品上，殊不知忽略了更重要的因素，那就是情志的调摄、精神的养护。保精养精固然重要，但如果过多地使用补药而不注意体内气血的畅达、营卫的协调、情

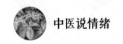

志的调摄，只会增加体内的痰湿水气，久而久之便会因郁生瘀、因瘀化毒，对身体是极其不利的。常见的高尿酸血症、肝功能异常、急性胰腺炎等疾病就常常与不当的进补有关。

第五节　中医学中的形与神

中医学里"神"的概念源于古代哲学，从观测自然界变化规律到观察人体生命活动现象，中医学对"神"的阐释比较广泛，包括以下四种。第一，指大自然变幻莫测的现象，如"故物生谓之化，物极谓之变，阴阳不测谓之神……玄生神。神在天为风，在地为木……"第二，指自然界生命活动的规律，如"天地之动静，神明为之纲纪，故能以生长收藏，终而复始"。第三，指人体生命活动的主宰及其外在表现，如《素问·六节藏象论》言"心者，生之本，神之变也"、《灵枢·小针解》言"神者，正气也"等。第四，指人的意识、思维、情感等精神活动，如"心藏神，肺藏魄，肝藏魂，脾藏意，肾藏志""人有五脏化五气，以生喜怒悲忧恐"等。人体之神分有广义、狭义两种。广义的神包括人体一切生理、心理活动的主宰，是生命活动外在的总体现，狭义的神专指人的思维、意识、情感等精神活动。由此可见，中医学的"神"包括描述自然天地的"天神"及阐释人体生命功能的"人神"。"人神"又分为统帅生命活动的"心神"和代表精神心理活动的"五神"及"五志"。

心主神明，为一身生理、心理之主宰，此为人体广义之神的范畴。五脏藏五神，同时影响五志的生成、变化，故中医学的五脏又称为"五神脏"。其中，神、魂、魄、意、志五神属于人的思维、意识、认知等精神活动，喜、怒、悲、思、恐，此五志属于人的情绪活动。"五神"和"五志"两者属于人体狭义之神的范畴，五神偏于心理认知层面，五志偏于精神情绪层面。《素问·八正神明论》载："请言神，神乎神，耳不闻，目明心开

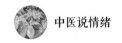

而志先，慧然独悟，口弗能言，俱视独见，适若昏，昭然独明，若风吹云，故曰神。"人体之神属于看不见、摸不着，由心感知外物以后产生的意识、认知、意志、智慧等精神心理活动。关于人的精神心理活动，中医学现将其归属为"三神"理论，即"元神""识神""欲神"。"元神"属于先天，由先天之精形成，主宰人的生长发育及后天思维意识的生成。"识神"和"欲神"属于后天，是由心"任物"以后分化出来的思维活动。其中，"欲神"表现在人性本能欲望、生理冲动方面，属较低级的心理活动。"识神"表现在主观思考、道德约束、心智思想等方面，属较高级的心理活动。从元神到欲神、识神，展示了精神心理活动从产生到形成，再到成熟的演变过程，此为人体之神的纵向结构。从横向结构分析神的成分，包括了意识、思考、意念、谋虑、决断等认知思维层面（类似于五神），以及忧思、悲恐、喜怒等情绪情感层面（类似于七情五志）。情绪情感是在认知基础上产生，并对认知有反向影响作用的。综上，中医学认为人体之神是在先天之精的基础上，由心"任物"而产生发展的。心"任物"以后形成意识思维，同时意识认知有着从低级到高级的演变历程。在认知基础上伴随着七情的波动变化，由此构成了人体复杂的精神心理活动。

1. 中医学的"神"与现代心理、精神

奥地利心理学家弗洛伊德提出了人的三种意识特征：无意识（无觉察、非理性）、意识（主观察觉、理性可控）、前意识（介于意识和无意识之间）。同时，他提出了人格分析的三种形态：本我（遵循本能）、自我（遵循现实）、超我（遵循道德）。瑞士心理学家荣格则认为人的心理结构由集体无意识（人脑的遗传痕迹）、个人无意识（被压抑的情结）和意识（能察觉的自我）三个层次构成。上述两位心理学家对人体意识活动的解析中，一致的是对人心理活动成分的分类，即先天原始意识、后天非主观意识和后天主观意识，这与中医学的"三神"理论基本吻合。此外，心理和精神

的概念往往混淆不清。"心理"一词的概念由希腊语中的"心灵"传变到哲学心理学体系中，演变为人的记忆、思维、意志、感知觉、情绪等，属于人脑感受客观世界形成的"映像"总称。"精神"属于心理意识的一部分，是人生命征象的反映。因此，精神隶属于心理范畴。临床中将有具体诊断指征的认知、情绪改变称为"精神障碍"，而心理障碍包括了心理问题、心境障碍、心理扭曲、精神障碍及非精神病性障碍等多个方面。目前，医学心理学中常将精神、心理并称，用以代指人的思维、认知、情绪活动，属于中医狭义之神的范畴。

　　中医学的"神"源自古人对生命现象的观察，具有丰富的哲学内涵。神的概念经历了从"天神"到"人神"，之于"人神"又从"广义之神"到"狭义之神"的演变。而中医"狭义之神"包括了主持认知思维活动的"五神"，以及指代情绪活动的"五志"。纵向解析神的结构，包括元神、欲神、识神，同弗洛伊德的精神分析结构有异曲同工之处。横向分析神的结构，包括思维认知和情绪体验两部分，代表了人精神心理活动的具体内容。总之，"神"是中医心理、中医心身关系理论的主体，中医学尤其强调神对形的主导性，理解中医学"神"的概念、结构和意义是认识中医学形神互动关系的基础。

2. 中医学的形神关系

　　形者神之体，神者形之用。形神一体的整体观是中医理论的核心理念之一。形和神辩证统一，不可分离。形和神是物质与精神、体和用的关系。人的精神活动依附于形体而生，五脏所藏的精、气、血是精神活动的物质基础。《素问·阴阳应象大论》曰："人有五脏化五气，以生喜怒悲忧恐。"《灵枢·本神》曰："肝藏血，血舍魂……脾藏营，营舍意……心藏脉，脉舍神……肾藏精，精舍志……"五脏藏精，为神之宅；五脏化气，参与情志的生成。同时，精神活动也可以影响形体。《灵枢·本脏》言"志意者，

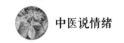

所以御精神，收魂魄，适寒温，和喜怒者也……志意和，则精神专直，魂魄不散，悔怒不起，五脏不受邪矣"，这说明精神调节得当，人做事有专注力、意志力，对外界不利环境的抵抗力强，就不容易使五脏受到邪气的侵袭而五脏安泰。《素问·移精变气论》曰："得神者昌，失神者亡。"神是生命功能的外在表现，反映了人体正气的盛衰，同时对脏腑活动有反向调控作用。张介宾所言"形者神之体，神者形之用，无神则形不可活，无形则神无以生"，高度概括了中医学的形神关系。形和神是一个整体的两个部分，中医学更强调神对形的主导作用。

3. 形神一体的三要素：五神、五脏、五志

中医学心身关系的本质是形神关系。心为一身之主，统帅形神。《素问·灵兰秘典论》曰："心者，君主之官也，神明出焉。"《灵枢·邪客》曰："心者，五脏六腑之大主也，精神之所舍也。"同时，神又分属于五脏，如《素问·宣明五气》所言"心藏神，肺藏魄，肝藏魂，脾藏意，肾藏志"。中医学中的五脏乃形神合一的"五神脏"。五脏藏五神，参与认知思维精神活动，同时五脏化五气，与七情活动相互影响。七情活动是五神之外候，是五脏气化的一部分。因此，中医学中的"神"可从狭义上划分为"五神"和"五志"，二者都是在五脏功能基础上产生的。脏腑和精神活动均在心神的主导下进行，如《素问·灵兰秘典论》曰："心者，君主之官也，神明出焉……故主明则下安……主不明则十二官危……"因此，形神一体的基本要素包括统帅一身的心神、五脏形系统、五脏神系统及七情（五志）。中医心身关系其实是围绕五神、五志、五脏三要素展开的，心神主宰下的五脏、五神、五志活动和谐平衡，是人体心身健康的标志。

第六节 生命的养护

1. 精神内守，致中和

养护生命，首要是养护精神，而养神的关键是"守神"。《素问·上古天真论》曰："恬淡虚无，真气从之，精神内守，病安从来。"养生必先养心，养心必先养神。精、气、神乃人身三宝，精神内守，心神方能不为外物所扰。五脏藏神，形神才能相依相合。神宜静，静则神藏，躁则消亡。喜怒乃人之常性，七情当释放有度，太过或不及均会伤及形体。《中庸》言："喜怒哀乐之未发，谓之中；发而皆中节，谓之和。"养生、养神的精髓是"致中和"，即《黄帝内经》所云"阴平阳秘，精神乃治"。健康的本质就是天人和、形神和、气血和。"天人和"，就是人应该顺应自然界的阴阳变化；"形神和"，就是做好生理和心理的调摄，保持心身协调；"气血和"，就是通过各种措施使人体气血充沛，运行有序。要做到"守神"，达到"中和"的境界，则要保持恬淡、寡欲的内心境界，保持七情适度。孟子曰："养心莫善于寡欲。盖寡欲则心虚，虚则灵，灵则生神，神生气，气生精，精生形。""神"是人体生命功能活动的总括，神依附形而生，又对形具有反向调节作用。只有心境恬淡虚无，神才能平衡适度，不会对形体造成伤害。"静者寿，躁者夭"，无数医疗实践证明，静则神气内藏，不易外泄，而若焦躁不安，肝郁化火，心神失守，易损伤精气神，导致神经内分泌功能紊乱，使人体免疫力下降，或促使发病，或加重已病，甚至影响治疗效果和预后。

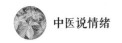

2. 节欲安神

《素问·上古天真论》列举了"以酒为浆""以妄为常""不时御神""务快其心""逆于生乐"等不良行为嗜好，这种纵情释欲、不知节欲的行为习惯会逐渐消耗人的精气，导致早衰或其他疾病。同时，该篇提到"嗜欲不能劳其目""淫欲不能惑其心"，告诫人们当"志闲而少欲"，做到"恬淡虚无"，方能"德全不危"。从中医学的"三神"理论来看，"欲神"发自人的本能冲动，通常要受到"识神"的约束。如果纵欲无度，任凭"欲神"支配，不仅会耗散五脏精气，还会使神乱不安。《灵枢·本神》也提到"心怵惕思虑者则伤神"，提倡"和喜怒而安居处，节阴阳而调刚柔"。由此可见，情志过极、喜怒无度、肆意放纵直接损害人的精气神，只有节制、克制自己的欲望，保持清静虚无的精神境界，方可御精安神，心身康泰。

3. 积精全神

《素问·上古天真论》曰："肾者主水，受五脏六腑之精而藏之。"先天之精藏于肾，并受五脏精血的充养。肾精充沛，肾气有余，则形神不衰。五脏藏精化气生神，摄生养神首先当守护五脏精气，积精方能全神。《灵枢·本神》曰"是故五脏主藏精者也，不可伤，伤则失守而阴虚，阴虚则无气，无气则死矣"，《类经》亦载"精盈则气盛，气盛则神全"，聚精与养神相辅相成。神静有助于精聚，积精有助于全神。在维系心身健康方面，不仅要静心节欲、独立守神，还要保养五脏精气，使精血充盈，达到养护心神的目的。

4. 食饮有节，四时皆以养胃气为本

胃为水谷之海，负责腐熟水谷、饮食代谢，因而饮食失节会直接损伤脾胃。《素问·痹论》曰："饮食自倍，肠胃乃伤。"金元四大家之一的李东

垣倡导"四时皆以养胃气为本，宗气之道，纳谷为宝"。脾居中央，属土，灌四旁。五脏六腑皆赖胃气之养。脾胃合肉，主四肢，脾胃健则形强身健。脾主四时，五脏中皆有脾气，四时均宜养护脾胃。养护脾胃是维系生命健康的基础，因此平素要注意饮食有节，一日三餐，食有定时，每餐饥饱适度。在食饮养生中，要遵行"五谷为养，五果为助，五畜为益，五菜为充，气味合而服之，以补益精气"，养成良好健康的饮食习惯。

5. 起居有常，不妄作劳

劳则气耗，饮食劳倦最易伤正气。《黄帝内经》言"起居有常，不妄作劳"，平素要保持适当的活动，做到"形劳而不倦"。过劳包括劳力、劳心、劳神、房劳几个方面，过劳则消耗人体精气血，导致阴阳亏虚，从而易受到外邪侵袭。中医学认为，生病起于过用，凡事过尤不及，劳作也是如此，最佳的状态是形劳而不倦，"动而中节"，太过安逸也是不可行的。适当的劳作，包括体力劳动和脑力劳动，是对人体脏腑功能有益的，而太过则会消耗精气，导致脏腑功能减退，身体早衰，导致虚劳，甚至慢性复杂性疾病。

6. 适应社会，心安而不惧

人是生长于天地之间的社会性动物，依赖于社会生存，无时不受社会环境的影响，许多心身问题都是由社会因素引发的。现阶段，我国处于经济快速发展时期，社会节奏快，工作压力、人际竞争大等问题越发突出。一个人只有具备较强的社会适应能力，积极面对社会压力，才能从容应对生活中的各类事件，免受社会负面信息的侵扰。《黄帝内经》教人们要"志闲而少欲，心安而不惧""和喜怒而安居处，节阴阳而调刚柔"，李东垣在《脾胃论》中告诫人们"安于淡薄，少思寡欲，省语以养气，不妄作劳以养形，虚心以维神"则能"邪无所容，病安增剧"。上述观点极具哲学智慧，对后世有很大启发，至今依然具有指导意义。只有以积极乐观的态度面对

生活，保持达观的状态，才能适应社会变化，处世安然。同时，好的心态也决定了健康的状态，对生命的养护至关重要。

7. 顺应自然，与天地相参

《素问·宝命全形论》曰："人以天地之气生，四时之法成。"自然气候会影响人的精神心理活动，如《素问·气交变大论》言："岁木太过，风气流行，脾土受邪。民病飧泄食减，体重烦冤……甚则忽忽善怒，眩冒颠疾。"四时之气，春生夏长秋收冬藏，阴阳更迭，人的精神活动也不断发生着变化。有研究发现，秋冬之际，抑郁症的发病率较高，而春夏之时，焦虑症的发病率会上升。四时阴阳消长，人体的阴阳也随之而动，进而波及情志。因此，防护心身问题，同样要顺应自然之气，与天地相应。例如，《素问·四气调神大论》言"春三月，此谓发陈。天地俱生，万物以荣，夜卧早起，广步于庭，被发缓形，以使志生……夏三月，此谓蕃秀。天地气交，万物华实，夜卧早起，无厌于日，使志勿怒……秋三月，此谓容平。天气以急，地气以明，早卧早起，与鸡俱兴，使志安宁，以缓秋刑，收敛神气，使秋气平，无外其志……冬三月，此谓闭藏。水冰地坼，勿扰乎阳，早卧晚起，必待日光，使志若伏若匿，若有私意，若已有得"，告诉我们一定要调整好自己的睡眠、劳作、情志等以适应四季的变化。

8. 重视社会性因素

身体健康问题的出现，社会因素发挥着重要作用。社会防护的首要是重视社会心理致病因素，然而许多社会心理致病因素并未得到重视，人们的关注点依然集中在生物、理化病因上，对社会性心身问题的态度比较消极，因此目前急需唤醒人们对社会心理致病因素的认知，提高对社会环境中危害心身健康的致病因素的筛查和识别，从而采取相关措施减轻社会性心身危害。

当前，公众心理卫生健康教育相对匮乏。一个人想要拥有健康的心理状态，需要从小开始接受有效的心理健康教育。心理学认为，性格、心理特质是从幼年形成，并对成年后的思想、行为仍具有很强影响力的，因此心理健康教育应当普及到社会各个群体，尤其值得被推广应用于青少年教育。健全公共心理卫生健康教育，一方面可促进培养健康的人格素质，另一方面可帮助民众提前察觉自身不良心理问题，及时接受有效的心理治疗，防患于未然。

对职业群体心身问题预防的重视也需要加强。社会结构不同，人群职业属性差异很大。面对不同的工作环境，人们的社会应激也有差异。例如，从事高强度脑力劳动的人群，通常出现的是紧张、焦虑应激；从事单一工作的车间流水线工人，出现的大多是抑郁、消极应激。因此，社会心理防护措施也当因人制宜，针对不同职业群体的应激源，采取相应的干预方式，解决社会心理应激导致的心身问题。

9. 普及心理疗法

目前在临床中，心理治疗存在理论和实践间的落差，药物治疗仍是处理心身问题的主要措施，心理疗法尚未得到有效普及、应用。国医大师裘沛然曾提出："判断一名医生是否能在临床中应用心理治疗的方法，不仅是医疗技术的问题，更是医德的体现。"有心理问题的患病人群往往内心敏感、脆弱，更需要心理开导和精神安抚。因此，在医学防护措施中，最基本的是贯彻落实积极有效的心理疗法。《灵枢·师传》言："人之情，莫不恶死而乐生，告之以其败，语之以其善，导之以其所便，开之以其所苦。"医生要关注这类人群的精神、情绪状态，并能够耐心倾听，给予心理疏导。《灵枢·本神》言"凡刺之法，先必本于神"，《素问·汤液醪醴论》言"形弊血尽而功不立者何……神不使也"，及时察觉人的精神情志状态，采用有效的情志疗法十分必要。

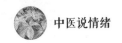

　　生命养护，以人为本，三因制宜。医生是当前解决心身健康问题的主要群体，任务艰巨，责任重大。在处置心身问题上，要做到以人为本，秉承"三因制宜"。《灵枢·逆顺肥瘦》曰："圣人之为道者，上合于天，下合于地，中合于人事，必有明法……"医者要上知天文，下知地理，中晓人事，方能有能力应对复杂的心身问题。临床中，许多患有心身疾病的患者往往存在家族史，其父母多具有抑郁、焦虑的性格倾向。每位患者的体质特征不同，比如《灵枢·寿夭刚柔》言"人之生也，有刚有柔，有弱有强，有短有长，有阴有阳"，《灵枢·五变》言"人之善病消瘅者……其心刚，刚则多怒"，《灵枢·本脏》言"五脏皆小者，少病，苦燋心，大愁忧"。因此，医生要在短暂的问诊中尽快识别患者可能存在的心理问题，通过四诊了解患者的体质属性，以便采取心身同治的诊疗策略。另外，青少年、更年期妇女、离退休人员等特殊人群的心身问题日益突出，临床要特别关注。

第四章
中医思维是舒缓情绪的妙药

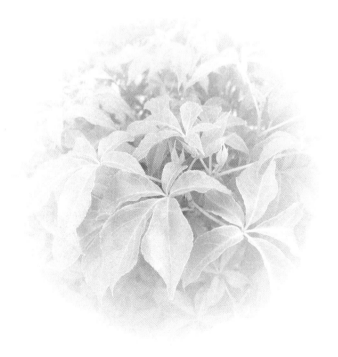

第一节　分清阴阳调情绪

中医学不仅是一门实用的医学，还包含着丰富的哲学思想。在治病的时候，要分清阴阳，讲求阳中求阴、阴中求阳，讲求相生相克、相乘相侮，讲求天人合一，讲求援物比类、司外揣内，要三因制宜，讲求同病异治、异病同治，辨清寒热温凉……

阴阳学说是中医学运用阴阳对立统一的关系来研究疾病，进而达到治病目的的实用理论。《易经》说"一阴一阳谓之道"，天地万物都分阴阳，这是大自然的根本道理。例如，白天为阳，夜晚为阴；寒冷为阴，温暖为阳；女为阴，男为阳；静为阴，动为阳；水为阴，火为阳；腹为阴，背为阳；地为阴，天为阳等。《素问·阴阳应象大论》说："阴阳者，天地之道也，万物之纲纪，变化之父母，生杀之本始，神明之府也，治病必求于本。故积阳为天，积阴为地。阴静阳躁，阳生阴长，阳杀阴藏。阳化气，阴成形。寒极生热，热极生寒；寒气生浊，热气生清；清气在下，则生飧泄；浊气在上，则生膜胀。此阴阳反作，病之逆从也。"

为什么运用阴阳学说可以调理我们的情绪呢？因为阴阳是对立统一的，是互根互用的。孤阴不生，孤阳不长，阳不可无阴，阴不可无阳。没有下，哪有上？没有左，哪有右？什么是健康的人？阴阳平衡的人就是健康的人。为什么会生病？因为阴阳失衡了。所以，"善补阳者，必于阴中求阳，则阳得阴助而生化无穷；善补阴者，必于阳中求阴，则阴得阳升而泉源不竭"。

有情绪问题、心理障碍的人群大多不爱活动、不爱交流，喜欢躲在阴暗的角落。从中医学角度讲，这是人体气血运行慢、缺少阳气的表现，家

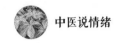

人朋友可以有意识、有计划地多带他们进行户外活动，因为静属阴、动属阳，内属阴、外属阳。可以多晒太阳，少待在阴暗的角落，因为太阳能照到的地方属阳，照不到的地方属阴。当我们多去接触与阳有关的事物、开展与阳有关的活动时，我们的身体也就具有了阳的属性，而阳的属性具有推动、温煦的作用，会把体内因为不良情绪导致的晦暗的、压抑的、凝滞的情绪悄悄赶走，自然也就有了好的心情！

当然，不是所有情绪异常的人群都表现为阴的属性，也有少部分表现为阳的属性，比如有些人易怒，经常焦虑，这类人群可以多听一听舒缓的音乐，因为舒缓的属阴，爆裂的属阳，可以多进行打太极拳、站桩等运动，培养练书法、品茗茶等兴趣爱好，因为缓慢或静的属阴，剧烈的属阳。

怎么样，是不是很有意思？当你在读这本书的时候，也可以想一想自己现在的情绪如何？是属阴还是属阳呢？分清阴阳后相应地调节情绪，就会发现好情绪很快就恢复了。

第二节　五行相生、相克、相乘、相侮调情绪

五行，即金、木、水、火、土五种物质及其运动变化；五脏，即肝、心、脾、肺、肾。五脏与五行一一对应，如肝属木、肺属金等。同时，五行与五脏在运转的过程中也存在着相生、相克、相乘、相侮的关系。五行相生，大家听得会多一些，就是金生水，水生木，木生火，火生土，土生金。相克，大家也比较容易理解，就是金克木，木克土，土克水，水克火，火克金。相乘和相侮就相对陌生一些了。什么是相乘？乘，就是乘虚而入的意思，所以五行相乘是指五行中的一行对其所胜一行的过度克制和制约，因此相乘的次序与相克相同，即木乘土，土乘水，水乘火，火乘金，金乘木。什么又是相侮呢？侮，就是侮辱的意思，就是恃强凌弱、以大欺小，所以相侮的次序与相克、相乘相反，即木侮金，金侮火，火侮水，水侮土，土侮木。

为什么说情绪也可以用五行的相互作用来调节呢？通过下面这个例子大家就很好理解了。一个年轻人患有严重的口腔溃疡，痛得连饭都不敢吃，嘴巴里稍一动就会痛得龇牙咧嘴。医生检查中发现年轻人的舌头上果然有几个大小不一的溃疡。医生看了他的舌头，舌红苔薄，结合其他四诊情况开了龙胆泻肝丸让他回去服用。年轻人很不理解，直接问道："大夫，我这是口腔溃疡，为什么要开这泻肝的药？我没有肝病啊。"医生问他："你近期应该发过脾气吧？"年轻人回答说是，因为结婚彩礼的事和女朋友家里闹了几次矛盾，同时很惊奇，问医生怎么知道他发过脾气。口腔溃疡虽然是口腔里的疾病，但是从中医学角度来看，舌为心之苗，心火旺盛时容易

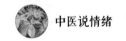

上行到口腔引起溃疡。在问诊的时候医生发现这个年轻人情绪烦躁、不耐烦，把脉时发现左手关脉弦、寸脉洪，所以确定这个年轻人是心肝火旺。肝在志为怒，大怒伤肝，肝属木，心属火，木生火，肝火过旺时就会因为五行相生的关系"母病及子"，传导到心上，出现相应的症状，这个年轻人就属于这种情况。果然，年轻人回去吃了两天中药，溃疡很快就消下去了。

五行相生、相克、相乘、相侮，趣味无穷，道理简单，却包含着人生的大智慧，养生的大智慧，调节情绪的大智慧，可多多揣摩，必受益无穷。

第三节 司外揣内调情绪

哭、笑、怒、骂等，都是情绪的外露，有因才有果，因为高兴了，表现在脸上才会乐得喜上眉梢，表现在肢体上才会手舞足蹈。同样，喜怒哀乐等各种情绪都为五脏所主。五脏六腑出问题了，我们才会出现发烧、流涕、咳嗽、便秘、腹泻等外部症状，情绪问题也是如此。正如《灵枢·本脏》所说："视其外应，以知其内脏，则知所病矣。"《丹溪心法》说："欲知其内者，当以观乎外；诊于外者，斯以知其内。盖有诸内者形诸外……"

所以，如果一个人经常悲伤的话，我们要警惕可能会伤及肺脏；如果一个人经常发怒的话，要注意保肝护肝。这就是中医学的"司外揣内"，通过诊查人外部的表现，从而推测内在的变化，尽早采取措施。

相传，著名医家傅青主有一天正在坐诊，忽然门外来了一名中年男子。男子说他的妻子不知何故卧病在床，茶饭不进，恳请傅青主到其家中为其妻诊病。傅青主来到男子家中见到他的妻子后，发现她双眉紧皱、懒言少语，把脉后发现脉象沉紧，但身体上似乎并无大碍。仔细询问男子得知，原来两人曾因为一点小事吵了一架。傅青主听后了然于胸，司外揣内，其妻明显是得了心病。傅青主于是假意来到院外，随意捡了块儿石头，回到房中对男子神秘地说："这块石头非同一般，我走后你把它放在锅中，加水煮软后将药汁喂她服下，病可痊愈。"傅青主说话的时候男子的妻子也在床上听着。

男子听后，赶紧到厨房照做，可是煮了一个时辰后用筷子戳了一下，石头依然坚硬如初。过了片刻，妻子居然起床了，也来看石头煮软没有。

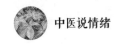

就这样，男子煮到半夜，妻子中间也起床看了几次，石头还是没有变软。

第二天一早，男子来找傅青主说明情况。傅青主朗声笑道："你妻子是不是已经能下床了？是不是还跟你进行了言语交流？"男子点点头，傅青主说："你妻子得的是心病，现在已经好了。"男子听了恍然大悟，回去告诉妻子后两人连称傅青主为神医。

第四节　援物比类调情绪

一年有春夏秋冬，一天有白昼与黑夜，天气有雷电风雨，人有喜怒哀乐。天地是个大宇宙，人身是个小宇宙，而人是天地自然演化的产物，所以人和天地是有相似相通之处的。《黄帝内经》中就讲得非常明确，"黄帝问于伯高曰：愿闻人之肢节以应天地奈何？伯高答曰：天圆地方，人头圆足方以应之。天有日月，人有两目；地有九州，人有九窍；天有风雨，人有喜怒……"

生活在这个地球上，如果一直下雨，我们就会感觉浑身不舒服，心情也会变得忧郁；如果电闪雷鸣，我们会感到心惊胆战；如果一直炎热无雨，我们会变得烦躁不安。我们与大自然密切相关，所以在调理自己的情绪时，可以巧妙运用中医学"援物比类"的方法。"援物比类"一词出自《黄帝内经》，指的是通过援引自然物的一些与人体生理相似的规律性道理，推论人体生理病理变化及施治的逻辑方法。《素问·示从容论》言："夫圣人之治病，循法守度，援物比类，化之冥冥……"《黄帝内经》将人体与自然物视为同一大类，善于从一些远缘事物中寻找相通之处，然后类比推演。

一位中年男士的女儿在四岁时因为意外的车祸离开了他，他一直很想念自己孩子，每天沉浸在思念之中，也因此影响到了工作和生活。妻子看到这样的情况，便带他去看医生。医生问他："想念女儿是人之常情，但是你不能陪她而去对吗？"他点了点头，痛苦地说："是的，我上面还有父母要孝顺，妻子我也得照顾好。"医生告诉他："对！所以你更不能一直生活在痛苦之中。天要是一直在同一个地方下雨就会引发洪涝灾害，人也是一

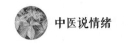

样，援物比类，一直生活在痛苦之中，很快就会生病。积极去工作，去活动锻炼，去陪伴家人吧，情况很快会好起来的。"男士听后一下子明白了医生所指，回去后积极进行自我调节，很快渡过了难关。

一个人能力再大，需要应付的圈子其实都非常小。如果心情出了问题，不妨到大自然中走一走，让自己融入大自然，这样心情很快就舒畅了。

第五节　扶正祛邪调情绪

中医治疗疾病有一个基本原则，就是扶正祛邪，这主要是因为中医学认为人之所以会生病，是体内正气不足，外邪乘虚而入引起的，所以治疗的原则之一就是扶正，身体里的正气足了，就能把外邪赶走了。

事实上，中医药文化是中华文化的一部分，不仅是治病，我们在养生、处世时也可以参考扶正祛邪的方法。在中医药治病养生的方法中，有一种音乐疗法叫"五音疗法"。据史书记载，孔子寿终73岁，这在医疗条件极不发达的春秋战国时期可谓高寿。孔子的长寿与其精通音乐密不可分。《论语》记载："子在齐闻《韶》，三月不知肉味，曰：不图为乐之至于斯也。"相传，孔子带领众徒弟周游列国时曾被困于陈蔡，七日没有饭吃，徒弟们很多都病倒了。但是，孔子并不为被困发愁，每天抚琴而歌。徒弟子路问孔子，为什么处境如此困难还要弹琴。孔子答，音乐可以使人心境平和，忘掉困难、恐惧。孔子用豁达的心灵、一身浩然正气赶走邪气，得到了健康与长寿。

我们的身体也是如此，体内的正气充足，不仅有助于健康无病，精神情志也同样得以保持平和，每天开心快乐，不为外物所扰。相反，如果身体内正气不足就会容易生病，情志也会跟着失衡。多锻炼身体，多晒太阳，增强身体的正气，引导其打败邪气，这样那些负面的情绪自然在我们的身体里无处躲藏。

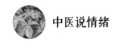

第六节　疏通经络调情绪

中医学讲："经脉者，所以能决死生，处百病，调虚实，不可不通。"经络是什么？经络为什么如此重要？经络是运行气血，联系脏腑、体表及全身各部的通道，是人体功能的调控系统。打个比方，经络就像是空中航线、地上道路、水上运输线路，只有这些线路通畅，正常的生活才会得到保障。所以只有经络通畅，五脏六腑才能把四肢百骸所需的各种物质顺利输送到位，我们才会健健康康的。另外，我们的经络上还布满了穴位。穴位是什么？是补给站、加油站。例如，当我们出现肩背疼痛遇寒加重等情况的时候，刺激肩井等穴位可以祛除风、寒、湿邪，达到活血化瘀、治病疗疾的效果。

疏通经络可以起到调节情绪的作用。有位患者五十岁出头，整天感觉胸闷、心慌、烦躁，一天她到门诊上问医生自己是不是生了很严重的病，还说自己感觉每天都开心不起来，做什么事都没兴趣，总是长吁短叹。医生四诊过后，发现她是心气亏虚了。心在志为喜，心气亏虚，自然会见到什么都高兴不起来，于是建议她每天拍打心包经。心包经的全称是手厥阴心包经，起于胸中，出属心包络，向下穿过膈肌，络于上、中、下三焦，其分支从胸中分出，出胁部当腋下，向上到腋窝下，沿上肢内侧中线入肘，过腕部，入掌中，沿中指桡侧行至末端。简单来讲，心包经就是从胸到手中指的一条经脉。为什么叫心包？包就是包围的意思，它把心脏包围得严严实实的，所以有保护心脏的作用。拍打心包经，心包经通畅，就好比一个国家的城墙固若金汤，国王怎能不安枕无忧呢？当时医生给这位患者示范如何拍心包经，拍的时候患者直喊痛，但"痛则不通，不通则痛"，医生嘱咐回去一定要坚持。后来这位患者每天坚持拍打，每次五分钟，不到一周整个人就精气神十足了。"拍打心包经，胜吃小人参"嘛！

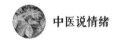

第七节 畅通气机调情绪

我们常说，人活一口气。气是什么？看不见，摸不着，但又真真切切地存在着。中医学讲，气是人体内运行不息的极精微物质，是构成人体和维持人体生命活动的基本物质。气运行不息，推动和调控着人体的新陈代谢，维系着人体的生命进程。一旦气的运动停止，就意味着一个人的生命终止了。

气在人体中的运行出了问题可以称为气机失调，是指气的升降出入失去了协调平衡，主要可以概括为以下几种类型：气滞，即气的运行、流通障碍；气逆，即气的上升太过或下降不及；气陷，即气的上升力量不足而下陷；气闭，即气的出入受阻；气脱，即气失内守而散逸于外。事实上，我们在生活中经常遇到气机失调的问题，比如我们常说的"气得肝疼"，气得吃不下饭，气得脸红脖子粗，胸中憋着一口气出不来，气得吐血，气得发疯，气得昏倒在地等，都是气机出了问题。

如果我们不能控制好自己的情绪，就会出现和上面一样的气机失调问题。一位四十多岁的男士，在妻子的陪同下来找医生看病，说刚才气晕过去了。医生询问具体原因，原来是教育孩子的问题。孩子上了初中，正值叛逆期，这位男士说什么，孩子就反对什么，两个人互不相让。医生一听，很明显，这是由于情绪失常导致的"气逆"，如果不注意调节自己的情绪，以后还会出现类似的情况，于是对这位男士说要注意引导孩子，堵不如疏，遇事不要着急，要先控制住自己的情绪，相应地孩子就能控制住他的情绪，才会听从家长的引导。

当我们的情绪失控的时候，可以通过深呼吸，停上三五秒再做决定等方式畅通我们的气机，帮助我们做出正确的决定，成为最后的赢家。

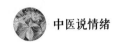中医说情绪

第八节　三因制宜调情绪

古人云，天时不如地利，地利不如人和。打仗要想取胜，天、地、人的因素都要考虑进去。中医治病讲求因时、因地、因人三因制宜，我们在进行情绪管理时也讲求三因制宜。

先说因时制宜。这个"时"可以理解为天时，也可以理解为具体的时间。诸葛亮带兵来战，司马懿坚守不出。诸葛亮派人给司马懿送来女人穿的红衣服，司马懿笑着接受，还当着使者的面穿上。一个堂堂的大元帅，为何当时不怒？因为时机不对。后来他看准时机出战，最终导致诸葛亮北伐失败。

再说因地制宜。《黄帝内经·异法方宜论》中记录了五方地势、地形、地质等不同的特点，引出了五方居民逐渐形成的不同生活习惯和生活状态，且所患的常见病、多发病亦不同。例如，东方"其民食鱼而嗜咸"，"其病皆为痈疡"；西方"其民华食而脂肥"，"其病生于内"；北方"其民乐野处而乳食，脏寒生满病"；南方"其民嗜酸而食胕"，"其病挛痹"；中央"其民食杂而不劳，故其病多痿厥寒热"。正因如此，五方所发展起来的治疗方法也各具特色，体现了因地制宜的治疗原则。

最后说因人制宜。人有生、长、壮、老、已，还有不同的体质，每个家庭的生活习惯也不尽相同，因此要根据自身的特点来调畅情志。例如，青春期的孩子情绪不稳，易于冲动，可通过学习心得知识寻找解决人生困扰的答案；人到中年压力大，经常感觉到没人理解、焦虑等，这时候可以寻上三五好友，一起旅游、逛街等；老年人要"难得糊涂"，遇事不较真

090

儿，要学会放下。

　　人，一撇一捺，是相互支撑的。要因时、因地、因人制宜，控制好自己的情绪，才能事业成功，家庭和睦。

第五章
以情胜情，养出好心情

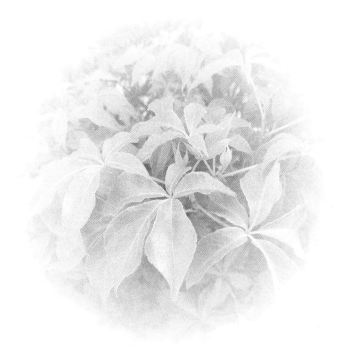

第一节 什么是以情胜情

我们身体里的肝、心、脾、肺、肾五脏对应着大自然的木、火、土、金、水，也对应着我们的怒、喜、思、悲、恐。中医学的特色之一就是整体观念，五脏与五行相对，是人与自然的统一。人是大自然的一部分，人只有适应自然才能更好地生存下去，这叫作天人合一、天人相应。我们的身体也是一个有机统一体，各个脏腑相生相克。五脏中肝木生心火，心火生脾土，脾土生肺金，肺金生肾水，肾水生肝木。例如，婴幼儿由于生长发育的缘故肺脏相对虚弱，因此特别容易感冒、发烧、咳嗽，而中医儿科大夫经常用到"培土生金法"，也就是用健脾的方法来益肺，效果往往非常好。再比如说，五脏还存在相克的关系，肝木克脾土，脾土克肾水，肾水克心火，心火克肺金，肺金克肝木。我们生气的时候为什么会吃不下饭？就是肝阳过于亢奋，克制了脾土而引起的。

同理，五脏对应的五种情绪也一样是相生相克的。中医学在数千年前就提出了"以情胜情"的独特疗法。

以情胜情，顾名思义，就是用一种正常的情绪活动来调理另外一种不正常或不健康的情绪活动。话说，范进得知自己中了举人以后，整个人就疯疯癫癫的了，跑出大门，跌落在泥塘里，头发都跌散了，两手黄泥，淋淋漓漓一身的水。这时候，范进的家人束手无策，邻居们想了个办法，让范进的岳父——杀猪的胡屠户前来处理。胡屠户来了以后，见范进正在庙门口站着，散着头发，满脸污泥，鞋都跑掉了一只，于是凶神似地走到跟前，说道："该死的畜生！你中了什么？"一个巴掌打过去，范进当即晕了

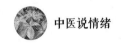

过去。过了一会儿，范进渐渐醒了过来，眼睛明亮，也不疯了。

为什么胡屠户能一巴掌打醒范进呢？因为心主喜，大喜伤心，肾主恐。胡屠户帮助范进用害怕的情绪调理了过喜的情绪，所以范进变得清醒了。具体的以情胜情疗法是以悲胜怒，以怒胜思，以思胜恐，以恐胜喜，以喜胜悲。

音乐是缓解各种不良情绪的良药。《吕氏春秋》中就提到，"昔陶唐之时……民气郁阏而滞着，筋骨瑟缩不达，故作舞以宣导之"，原始歌舞实际上就是一种音乐运动疗法，对舒解郁气、畅达筋脉、调理心身有不可言说的好处。中医学里，五音角、徵、宫、商、羽同样与五脏对应。

接下来我们结合一些有趣的故事，以及以情胜情疗法、五音疗法的使用，来具体聊聊这个有趣的话题。

第二节 用悲伤化解怒气

相传，明代大家张景岳坐堂时，一家人匆匆忙忙送来一位昏厥的中年女性。问及原因，才知道是这位女性在跟人发生了口角后发怒，随即出现了昏厥。张景岳仔细观察患者发现，这位女性双眉紧锁，双目紧闭，虽然处于昏厥状态，但应该还是有一定的意识的，只是不愿意跟人说话而已。于是，张景岳在这位患者的旁边对其家人说要想治好这种病，需要在面部进行艾灸，不过可能会损伤面部。这位患者听了以后，开始担心自己的面容，内心由怒转悲，竟不由自主地哭了起来。没想到哭过之后，病就好了。

生活中在跟人吵架或者发生矛盾，怒不可遏地找朋友倾诉时，朋友常常会说：哭吧，哭出来就好了！这时候，如果能够痛快地哭出来，心头的怒气就会快速得到释放，整个人的心情也会很快好起来。

其实，这就是以悲胜怒的以情胜情疗法。

我们在生活中会遇到各种各样让人发怒的事情，小不忍，就会酿成大错。例如，开车行驶在路上时，经常会遇到一些有"路怒症"的司机，因为一时的愤怒，车毁人亡，给家人造成了重大的经济损失和心灵上的创伤。

据《黄帝内经》所载，肺属金，在音为商，在志为忧。所以，如果要以悲胜怒，可以听一听商调的乐曲。商音入肺，商调乐曲的风格如凤之悲鸣，如壮士远征，铿锵有力，悲壮且高亢。听此类乐曲可在悲伤中化解怒气，相关的古典乐曲有《慨古吟》《长清》《鹤鸣九皋》等。

以悲胜怒，我们要有慈悲、悲悯之心。俗话说"泥菩萨也有三分火气"，发怒是人的正常情绪，但是大怒就容易伤身。如果我们有悲悯之心，

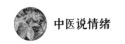

就会明白人生不如意十之八九，就会明白"同感其苦"的道理，会对别人的痛苦感同身受，这样就能够更好地控制自己的怒火了。心胸变得宽广，朋友就会越来越多，生活的道路也会越走越宽。

第三节　用怒火化解思虑

在我国历史上，有多位名医曾用以怒胜思疗法治愈患者。相传，东汉末年有一位太守患了重病，吃了很多剂药都不管用，面对精美的饭菜也没有胃口。后来神医华佗在为其诊病时判断，这位太守很可能是因为操劳政事而思虑过度，思则气结才有了这些症状。于是，华佗多次接受了钱财却迟迟不给太守看病，后来还写了一封信辱骂他。太守得知此事以后大为恼怒，派兵去追，但太守的儿子知道情况后嘱咐不要追赶。听说华佗逃跑后太守暴怒，但吐了口血后整个人的精神反而好多了，也开始吃饭了，过了几天病就好了。

中医学认为，肝主怒，脾主思。肝木克脾土，所以思虑过度时可以以怒胜思。

《黄帝内经》言肝"在音为角""在志为怒"。思虑过度，可以多听一听角调的乐曲，如《列子御风》《庄周梦蝶》等。角调的乐曲如春临大地，春风拂面，万物萌芽，让人焕发生气。

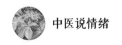

第四节　用思考战胜恐惧

有个成语叫作"兵来将挡，水来土掩"，是指敌人来了让将官士兵去抵挡，大水来了用土去挡住。面对不同的情况，应当采用相应的策略去解决。中医学认为，肾属水，在志为恐。脾属土，在志为思。如果一个人因为恐惧伤了肾，可用脾土克之。

《晋书·乐广传》中记载了这样一则故事：有一个叫乐广的晋代人，平素非常喜欢结交朋友，也经常请朋友到自己家里做客。有一天，乐广又请了几个朋友到家里来吃饭，其间大家谈笑风生，觥筹交错，其乐融融。吃过饭后，乐广与朋友们一一告别。过了多日，乐广发现有一位朋友自从上次在家里见过后就再也没碰过面，于是主动到朋友家去看望。到了朋友家才知道，这位朋友自从上次一别后便一病不起，整日卧床在家。乐广感到奇怪，便询问是怎么回事，可是朋友支支吾吾不肯说。再三询问下，乐广才知道在宴席期间，这位朋友发现酒杯中有条小蛇在游动，可是大家都举起杯来一饮而尽，他不好推辞只能硬着头皮把酒喝进了肚子里。回到家后，这位朋友就感觉自己的肚子在隐隐作痛，似是肠中有小蛇在游动，使得自己每天担惊受怕，惶惶不可终日。乐广了解了病情以后百思不得其解，回到家后坐在这位朋友的位置上左思右想，终于解开了谜团。原来，这条"小蛇"是墙上挂着的弓在酒杯中形成的倒影。于是，乐广把朋友再次请到家中，拿出酒杯，现场进行了解释。朋友想明白了其中的原因，这场大病一下子就痊愈了。

《素问·阴阳应象大论》言"恐伤肾，思胜恐"，王冰注"深思远虑，则见事源，故胜恐也"。感到害怕很多时候是因为不了解，多思考、把问题想明白了，就不再害怕了。

心有恐惧的人还可多听一听宫调的乐曲，因为根据五音通五脏的理论，宫音入脾，可克肾恐。宫调的乐曲如晨钟暮鼓，悠扬浑厚，《梅花三弄》《高山流水》等都是典型的宫调乐曲。

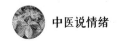

第五节　以惊恐战胜喜癫

　　清代有部医著叫《冷庐医话》，其中讲到了这样一个病案。一个书生听闻自己金榜题名，心中大喜难以抑制，狂笑不止。请名医袁体庵诊治后，大夫对书生说："疾病已经非常严重，无药可治了，最多十天就会死亡。赶紧回家吧，迟了就来不及了。我在镇江有个朋友，姓何，也是一个大夫，我给他写封信，你回家路过镇江的时候去找他一下，让他再给诊治一下，看看有没有救。"书生听后急急忙忙往家赶，路过镇江去拜访何大夫时狂笑已经止住了。书生将信交给何大夫，大夫看后把信的内容展示给书生看，上面写着："这位的病属喜极而狂，大喜导致心窍开张，不可复合，这种情况不是药石所能治疗的，所以说成是得了绝症，其实是用危言来让他感到恐惧，惊恐忧郁会让他的心窍闭合，这样这几天心无旁骛，到镇江时就已经痊愈了。"书生听了深感敬佩，郑重地谢过后离开了。

　　中医学讲，心属火，在志为喜。我们遇到一些好事时会感到高兴，心情愉悦，但是大喜、过喜就会伤心了。大喜伤心，可以用肾水克之。肾主水，在志为恐。火烧起来了，用水浇灭。以水克火，自然之理也。所以《素问·五运行大论》言："喜伤心，恐胜喜。"

　　恐胜喜，大喜之时可以听一些羽调的乐曲。羽声入肾，大喜时心火旺盛，听羽调乐曲可帮助引肾水沟通心火，达到心肾相交，阴阳平衡，情志平和的状态。羽调乐曲如人入竹林般清幽婉转，又如冬雪降临，哀而不伤，暗含生机。肾主骨生髓，听羽调乐曲，肾水得滋，脑髓得补，人会更加冷静。因而大喜时，不妨听一听《江河水》《二泉映月》等乐曲。恐胜喜，不是完全消灭这种喜，而是让大喜变成身体可以承受的喜悦，让自己获得更长久的快乐！

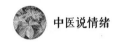

第六节　用快乐战胜悲伤

金代名医张子和，号戴人，医著《儒门事亲》中记载了一个他用以喜胜悲疗法治好一位心痛患者的病案。书中记载："息城司侯，闻父死于贼，乃大悲哭之。罢，便觉心痛，日增不已，月余成块，状若覆杯，大痛不住，药皆无功。议用燔针炷艾，病人恶之，乃求于戴人。戴人至，适巫者在其旁，乃学巫者，杂以狂言以谑病者，至是大笑不忍回。面向壁，一二日，心下结块皆散。"这个病案讲的是住在息城的一个司侯听说自己的父亲被贼人杀死后大为悲伤，恸哭不止，过后便落下了心痛的病根儿，每天加剧，一个多月后，感觉像有块状的东西压在心头一样，请了大夫来治疗，但用药后效果不明显。大夫又用针刺艾灸治疗，患者更加感觉厌烦，效果自然也不理想，于是家人请来了张子和治疗。张子和到时，正巧旁边有位巫人，他就学着那位巫者胡乱说话，做些奇怪的动作。司侯一看，这样一位有名望的医者居然这样做，忍不住哈哈大笑起来。过了一两天，心中的包袱放下了，这位司侯的病也就好了。

中医学讲，心在志为喜，属火；肺在志为悲，属金。火能克金，所以喜可胜悲。具体来讲，肺司一身之气，悲则气消，过度悲伤忧愁会使人气机闭塞，这时候就会感觉呼吸不畅、胸闷、爱叹气等。心主血，气为血之帅，血为气之母，子病母治，其病可愈。

人生不如意十之八九，生活中遇到悲伤的事在所难免，亲人离世、家人生病、前途迷茫、失恋等，都会让人悲伤。悲伤的时候，可以尝试一下"五音疗法"。五音是指宫、商、角、徵、羽，对应着五脏脾、肺、肝、心、肾。悲伤时，可以听一听徵调的乐曲。徵调乐曲热烈欢快，活泼轻松，像火一样可以让人喜悦温暖，如《山居吟》《文王操》等。

更重要的是，悲伤时我们要多去想一些开心的事，或者换一个角度看待问题。传说有一位老太太，整天悲伤忧愁，街坊邻居看到后问她原因，原来老太太有两个儿子，大儿子是卖伞的，小儿子是开染坊卖布的。"我每天都为儿子担心，天晴的时候担心大儿子的伞卖不出去，下雨天又担心小儿子的布晒不成影响生意。"大家都无可奈何，这时有个聪明的邻居说："为什么不换个思路想一想呢？下雨的时候大儿子生意好有钱赚，天晴的时候小儿子可以晒布有钱赚。"老人听后心结一下解开了，变得每天都高高兴兴的。

有个朋友不小心把一块心爱的玉佩弄丢了，非常难过，爱人劝她丢了就丢了，别太在意，但无济于事。后来，朋友收拾床铺的时候无意中发现了以为已经丢失了的戒指，想着虽然丢失了玉佩但找到了戒指，心情舒畅了很多，也没有那么悲伤了。

第六章

好情绪是健康无病的重要条件

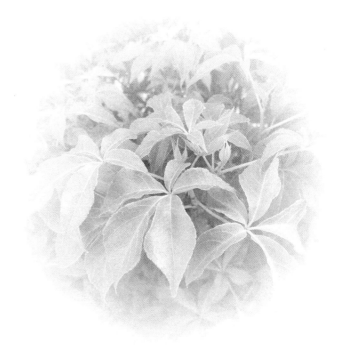

第一节 信念支撑生命

网络上曾有这样一句话叫作世上无难事，只要肯放弃。这听起来让人忍俊不禁，似乎还挺有道理的。但需要注意的是，功名利禄可以放弃，不切实际的目标可以抛弃，但生命却是万万不能放弃的。

1. 用信念支撑生命的霍金

20世纪伟大的物理学家霍金21岁时因为摔倒住进了医院。由于经常摔倒，经过详细检查后霍金被确诊患上了"卢伽雷氏症"，即肌萎缩侧索硬化。医生当时对霍金说，他可能只剩两年的生命，他的身体将会越来越不听使唤，只有心脏、肺和大脑还能运转，不过到最后，心和肺也会失去功能。后来虽不完全像医生所说的那样，但霍金的病情确实渐渐加重。1970年，在学术上声誉日隆的霍金已无法自己走动，他开始使用轮椅，直到2018年逝世。

虽然身体上的病痛日益严重，霍金却力求像普通人一样生活，完成自己所能做的任何事情。他甚至是活泼好动的——虽然这听来有点不可思议。在他整个身体已经完全无法移动之后，他仍然坚持用唯一可以活动的手指驱动着轮椅，在前往办公室的路上"横冲直撞"；在一个大饭店里，他建议大家来跳舞，而他在大厅里转动轮椅犹如一位舞者。当他与查尔斯王子会晤时，旋转自己的轮椅来炫耀，结果轧到了查尔斯王子的脚。多年后，霍金仍然幽默地说："我希望王子的脚趾依然无恙。我的很多知心朋友都有被我的轮椅轧过的经历。"

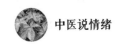

令世人称奇的是，霍金直到死亡与死神抗争了四十多年。他的朋友感慨地说："我们可以相信，当他所热爱的东西都失去时，他不仅坚强地活着，而且伟大地活着，那么他所带给我们的不仅仅是科学的智慧，还有人类最可贵的精神。"

2. 生命不要轻言放弃

欧·亨利在他创作的《最后一片树叶》里讲了这样一个故事。有位患者躺在病床上，绝望地看着窗外一棵被秋风扫过的萧瑟的树。他突然发现，在那树上居然还有一片翠绿的树叶没有掉落。他想，等这片树叶落了，我的生命也就结束了。于是，他终日望着那片树叶，等待它掉落的那一刻，也悄然地等待自己生命的终结。但是，那树叶竟然一直未落，直到他身体完全恢复了健康，那树叶依然碧如翡翠。

其实，那树上并没有树叶，这片"树叶"是一位画家画上去的，但它却给了这位患者一个坚强的信念：活着，只要那片树叶不落，我的生命就不会终结。果然，他真的康复了。当他走出病房去那棵树下看个究竟时才发现画家的良苦用心。画家知道他在等待树叶全部掉落之后再悄然地终结自己的生命，于是便顺着他的想法设计了这样一片假树叶。就是这片假树叶，不断地为他注入了活下去的勇气。

这就是信念的力量。当我们还处在厄运中的时候，当我们面对失败的时候，当我们觉得眼前无路的时候，只要我们仍能有一腔热火，有一个坚定的信念，那么无论遭遇什么样的坎坷不幸之事，我们都能永葆快乐。

3. 懂得为自己寻找支撑下去的信念

一个旅行者在沙漠中独自穿行，他迷失了方向，干粮和水也用完了，他翻遍所有的衣袋，只找到了一个泛青的苹果。"我还有一个苹果"，他惊喜地喊道。他攥着那个苹果，深一脚浅一脚地在沙漠里寻找出路，整整一个昼夜过去了，他仍未走出空旷的沙漠，饥饿、干渴、疲惫却一起涌来。望着茫茫无际的沙漠，有好几次他都觉得自己要支撑不住了，可一看到手中的苹果，抿抿干涩的嘴唇，陡地浑身又添了些力量。顶着炎炎烈日，他继续艰难地跋涉，已数不清摔了多少个跟头，只是每一次挣扎着起来的时候，他都在心中默念："我还有一个苹果，我还有一个苹果。"三天以后，他终于走出了大漠。那个始终未曾咬过一口的青苹果，已干巴得不成样子，可他宝贝似地攥在手里，舍不得扔掉。沙漠中的旅行者，在生命攸关的紧要关头，是一个苹果支撑了他活下去的动力，支撑起了信念的天空。

有些人不懂得寻找信念而选择了放弃，最终迷失在生命的岔路上，失去了自我。而有些人会选择勇敢地走下去，不管出现过什么，始终坚定自我，时刻默念走在生命途中的意义。有人在地震后 72 小时获救，其间一直在等待救援并最终生还，坚持不放弃、相信救援的信心是其最强的生命支撑。这种信念可以是对生命的珍惜，对家庭、父母的责任，对社会的信任，对未来的憧憬。所以，在生命的问题上，请不要轻言放弃。

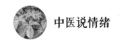

第二节　好情绪助肝舒

疏,《说文解字》释为"通",即疏导、开通之义;泄,有发泄、发散之义。肝主疏泄,是指肝具有疏通、调畅全身气机,使之通而不滞、散而不郁的作用。

肝主疏泄主要表现在可以疏通调畅全身气血,协助脾胃运化水谷,协助排泄男子的精液、女子的月经等方面。肝的疏泄还有一个重要的作用是调畅情志活动。当肝脏疏泄功能正常时,全身气行顺通。通俗地讲,人的气顺了,心情自然就好了。

但是,肝脏是"将军之官",容易发怒气,也容易生闷气。

生闷气的时候主要表现为肝气郁结。有些人性格柔弱,不善辩解,遇事临场应变能力差,和别人争吵时不能及时发声,过后便容易生闷气,导致肝的疏泄功能异常,气血运行不畅,肝气郁结,进而情绪异常,出现闷闷不乐、急躁易怒、胸闷嗳气、胁肋部胀痛、头胀头痛等症状。而长久的不良情绪,比如整日郁郁寡欢或暴怒,也可伤肝,致肝气不舒,此时若能积极调整好情绪,配合适当的运动,气血一畅行,胸闷胁痛等肝气不舒的症状就会消失。

还有一类就是肝火上炎。肝火上炎证是由于肝气郁结,郁而化火,肝经气火上行所致的病证。肝失条达,肝火上炎到头面部,就会出现急躁易怒、失眠多梦等症状。

很多更年期女性因为家庭的琐事经常生气,时间久了就容易导致肝郁而化火,紧跟着头晕耳鸣的症状就表现出来了,这时临床常用龙胆泻肝丸进行治疗。当然，症状比较轻的人群可以用花茶来调理。第一个常用的方子是山楂菊花茶，取山楂 12 克，杭菊花 9 克，开水沏，代茶饮；还有一个方子是菊槐绿茶饮，取杭菊花、槐花各 3 ～ 6 克，绿茶 3 克，开水沏，代茶饮。

此外，有两个穴位经常点按清肝火的作用非常好。一是太冲穴，位于足背侧，第一、二跖骨连接部位前方的凹陷中，以手指沿足第一、二趾夹缝向上移压，压至能感觉到动脉应手之处即是太冲穴。通过对太冲穴的按摩可以泻肝火，疏解情绪，缓解心胸的不适感。还有一个是阳陵泉穴，阳陵泉穴是胆经上的一个重要穴位，在小腿腓骨小头的下面。中医学认为肝、胆与情绪关系密切。阳陵泉这个穴位一定要适当多刺激，像拨动琴弦一样，会有电麻感，可以直接传到脚底去，这时效果最佳。如果经常拨动这个穴位，因为生气、肝胆火旺而郁结的胆经之气就会得到很好的疏散。

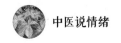

第三节　人生不如意，大病找上门

情绪的变化容易导致疾病的发生，尤其是在遭遇人生的不如意后。短期内的不如意容易导致严重的疾病，长期不如意容易使人心情抑郁，身体功能减退。

1. 短期不如意导致大病

在影视剧中我们常会看到，有人在遭遇了特别不如意的事情暴怒后会突然死亡。其实这种情况大多属于西医学的心脑血管疾病，如急性心肌梗死、脑梗死等。这是因为人在生气的时候血压会飙升，增加心脏的负担，或者导致脑血管破裂。从中医学角度讲，突然生气容易导致人体气机逆乱，甚至死亡。

"三气周瑜"说的是《三国演义》小说中第五十一回"曹仁大战东吴兵，孔明一气周公瑾"，第五十五回"玄德智激孙夫人，孔明二气周公瑾"，以及第五十六回"曹操大宴铜雀台，孔明三气周公瑾"的故事。周瑜的计策每每都能被诸葛亮识破，自己却又无能为力，死前叹了口气说"既生瑜，何生亮"，而后连叫数声而亡，死时才三十六岁。

2. 长期不如意导致身体功能减退

中医古籍中有对"脱营""失精"病证的论述，尝贵后贱可致脱营，先富后贫可致失精病变。脱营和失精都是由情志失调而成的虚劳证。《素问·疏五过论》言："凡未诊病者，必问尝贵后贱，虽不中邪，病以内生，名曰脱营。"《圣济总录》言"脱营之病，虚劳之类也""形体日减，洒洒然时惊，甚则精气竭绝，形体毁沮，皮焦筋屈，痿躄拘挛，是其候也"，治用天门冬散、大补益石斛散等方。

西医学认为，长期焦虑抑郁会导致免疫力低下，过大的精神压力会导致心理疾病，奇怪的是尽管使用了各种先进的检查手段，但往往查不出什么具体的病变来。中医学认为，情绪不畅会导致肝气不舒，藏象、经络及五行学说等都可以用来对肝郁不舒进行解释。长期生气的后果很严重，所以要认真对待！

人体是一个大的系统，受神经因素的调控。每个人的情绪出现波动时，对应的物质基础，也就是神经递质，会不断地波动，对人体造成伤害，如果波动得特别大会逐渐耗竭，包括抑郁症在内的精神心理问题就发生了。常年处于抑郁状态，心脏的毛细血管就会不断地收缩，心脏出现问题的概率会高于没有情绪波动的人群。

癌症好发于一些受挫折后长期处于精神压抑、焦虑、沮丧、苦闷、恐惧、悲哀等状态的情绪紧张的人群。精神因素并不能直接致癌，但它却往往以一种慢性的持续性的刺激来影响和降低人体的免疫力，造成自主神经功能和内分泌功能的失调，使癌细胞突破人体免疫系统的防御，进而形成癌症。因此对于压抑的情绪状态要学会控制和疏泄，可通过体育锻炼、冥想、静坐等方式帮助自己达到心理平衡。

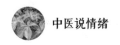
第四节　你真的了解抑郁症吗

通常我们大家一提到健康大多想到的是躯体健康，殊不知心理健康也很重要。当今社会发展迅速，心理疾病的发病率也在逐渐提高，其中抑郁症就是最为常见的心理疾病之一，然而很多人对这个疾病还不是十分了解，认为这个病很少见，没有多大问题。事实上，抑郁症已是位居各类心理疾病和精神障碍之首的疾病，被称作"第一杀手"，是影响我们心理健康的头号恶魔。

抑郁症的发生通常是一个漫长的过程，从最初的抑郁倾向到焦虑，再发展为抑郁症，因此提前发现抑郁倾向，尽早地接受帮助和治疗就显得尤为重要。

1. 抑郁症的常见表现

（1）抑郁心境

抑郁症患者有时会无缘无故地情绪突然低沉，或者因为一件小事而情绪低落，对生活失去兴趣。生活中的很多事情都无法让他们感受到乐趣，即使是过去最感兴趣的爱好也变得索然无味，提不起一点精神。这就像用"灰色的镜片来看世界"一样，一切事物都灰暗无光，周围发生的任何事情都只会让他们产生无限的伤感。在这种情况下他们往往会独自待在自己的世界里，不与人来往，躲避一切社会活动。

（2）悲观思维

抑郁症患者常常以悲观的思维来看自己的过去、现在和未来，对过去的行为表现进行过度反省，常常因为一些细小琐事，或者说无意中犯下的小错误而责备自己，夸大自己的"罪孽"。有时候回忆往事，感觉自己一无所成。在当下的生活中只能看到困难、消极的一面，认为自己记忆力不好，精力不好，没力气，成了家人和社会的累赘，对生活毫无信心，觉得自己无能。对于未来，他们会认为自己前途渺茫，一败涂地，因而悲观失望，感到自责，好像生活已到尽头。

（3）兴趣丧失

几乎每个得了抑郁症的人都会有这种体验，而且兴趣丧失通常与情绪低落一同出现，主要表现在对以往日常生活中的兴趣爱好的改变，比如过去喜欢看电影现在不想看了，过去喜欢钓鱼现在也不想去了，甚至变得非常冷淡。对日常生活和娱乐活动都缺乏兴趣，觉得毫无意义，似乎已经"看破红尘"。

（4）精力减退

抑郁症患者通常会感到注意力难以集中，记忆减退，头脑空虚"好似一团浆糊"，反应迟钝，通常还会伴有体力下降，容易疲劳，全身乏力。不能胜任原来的工作，工作效率明显下降，比如原本勤快的人不想刷碗洗衣，什么也不想干，没有动力，即使勉强做点什么也感到力不从心，感觉自己什么也做不好做不成。虽然有时也想着必须振作精神，可怎么也振作不起来。

（5）焦虑、易激惹

抑郁的人常常会感到焦虑不安，且自己没办法控制，比如家人外出上班、学习快到日常回家的时间时，自己便开始不停地担忧烦躁，手足无措，坐立不安，片刻不得安宁，但过一会儿往往又会慢慢缓解。睡觉时总会做梦，半夜如果被声音吵醒就会难以再次入睡，在床上翻来覆去直到天亮。精神状态不佳，浑身没劲，夜里还会出冷汗。没有食欲，连续两顿不吃也不会感到很饿。感觉自己没有价值，感觉自己的存在没有用处，没有意义。

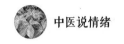

2. 抑郁自我管理小贴士

（1）坚持锻炼

俗话说一日之计在于晨，早晨的空气是一天当中最清新的，可以充分调动人体潜能活化身体细胞，身体放松了，内心也就会慢慢放松下来，负面情绪自然就会得到一定的缓解。

（2）外出交际

多接触朋友，参加社会活动或外出旅游有助于改善负面心理，尽管开始时内心会很痛苦，但是只要坚持一段时间，负面的情绪就会被外部环境慢慢消融，自信心就会重燃起来。

（3）音乐疗法

音乐是人们日常生活中的润滑剂，它可以奏出动人的旋律，产生奇妙的效应，帮助调节人的心情。

3. 中医与郁证

中医学里并没有"抑郁症"这一名词，西医学所说的抑郁症归属于中医学"郁证"范畴，在症状表现上与"脏躁"有相近之处。早在中医经典《金匮要略》中就有"妇人脏燥，喜悲伤欲哭，象如神灵所作，数欠伸，甘麦大枣汤主之"的记载。中医学认为，郁证大多是由肝、心、脾三脏功能失调引起的。肝气郁滞，气不得行；心血不足，心神失养；脾胃失健，化源不足。三者不能发挥正常的功能，就会进而影响人身三宝——精、气、神。郁证之人精亏、气虚、神乏，就会有焦虑、精神抑郁、悲伤、神疲乏力、懒言少气等诸多表现。中医学对于郁证的治疗也主要从疏肝解郁、益气健脾、养血补心入手，常选用一些具有此类功效的中药，比如合欢皮、大枣、麦芽、麦冬等来调理，同时需要嘱咐患者注意调畅自身情志，披发缓行，遵行自然之道，法天地之理，保持一颗积极向上的心。

第五节　爱纠结的人身体里也容易长结节

喜欢中医学的人都知道，中医学是一门很有用、很有趣的学科。哪里有趣呢？就比如中医学的取象比类。中医学将人体内的五脏与大自然中的五行相结合，比如脾属土，因为脾和土具有相似的特性，再比如鸡内金这味中药，古人通过观察鸡吃食，发现无论吃的是草籽还是小石块儿都不会出现消化问题，于是在鸡的身体里寻找原因，最终发现了鸡内金的作用。

在生活中爱纠结、爱生气的人，身体里也容易长结节、肿瘤，这从中医学角度很容易解释得通。爱纠结、爱生气的人容易气血瘀滞，瘀则堵，堵则瘤，这样身体的循环就会变慢。这就像河水一样，流水不腐，如果水流不动了，水里的动植物就会死掉，沙石就会沉积，身体也是如此，气血瘀滞不通，慢慢地就形成结节、肿瘤了。

一位 38 岁的女性体检后去找医生看病，医生一看检查结果，甲状腺结节、乳房结节、胆管里还有结石，于是询问性格脾气怎么样，果然患者说自己平常心眼小，爱生气，遇到事情纠结不已。

所以，我们在生活中要学会大度一点，把事情看开一点，要学会取舍。遇到事情的时候，要像中医辨证一样，治病必求于本，抓主要矛盾。有一则寓言故事是这样的，一头驴子外出觅食，幸运的是它发现了两堆草料。左边是一大堆干草料，右边的草料虽然量不大，却都是新鲜的嫩草。驴子欣喜若狂，狂奔到干草料前刚想饱食一顿，突然想新鲜的草料才好吃，如果此时不去吃会被别的驴子吃掉的，于是快奔到右边的鲜草料前。刚要下口时，驴子又想，这堆草料固然新鲜，可是却不能吃饱，干草料虽然难吃，

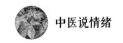

但却能饱餐，还是回去吃干草料吧。就这样，驴子来来回回，万分纠结，最后居然饿死在了两堆草料中间。

我们在生活中也是如此，遇事不要纠结，人世间的事哪能十全十美呢？小舍小得，大舍大得。不纠结，不生闷气，每天开开心心的，能够帮助我们降低长结节、肿瘤等的可能性，得到世间最宝贵的财富——健康！

第六节　烦躁失眠，站桩搞定

　　一个朋友参加中级职称考试，考试过后出现了失眠的症状，好像跟床有仇似的，翻来覆去就是睡不着，心里总感觉自己有一门好像差了几分，过不了考试了。后来，他自己在看手机的时候看到了站桩，便尝试着站了十几分钟，发现站桩真的可以帮助自己控制住过多的想法，也不再去想考试的事了。

　　站桩是我国古代流传至今的一种非常经典的锻炼养生、调理情志的方法。具体步骤是：每天在临睡前约一小时，晚饭后约半小时的时间换身宽松的衣服，排空一下大小便，找一个清静的环境，也可以用音响播放站桩的音乐。站桩时双腿分开，两脚与肩同宽，膝盖处略微弯曲，两手在胸前伸开，十指微张、相对，指间相隔十厘米左右，像抱着一个球一样。站定后调整一下身形，头部摆正，下颌微含。肩膀放松的同时背要挺直，双脚要稳稳地踩在地上，像扎根在大地一般。调整过身体后，双眼可直视前方或微闭，舌尖抵上腭，均匀呼吸。

　　每个人的身体素质不一样，有的人刚开始只能站几分钟，需要不断进行练习。站桩几分钟后常常会发现身体不由自主地开始抖动，坚持住再站上几分钟便会开始浑身出汗。身体抖动过后感觉极为放松，休息一会儿，冲个温水澡，躺在床上能一觉睡到天亮。

　　心者，君主之官，为五脏六腑之大主，主神明。心脏在我们的身体中就好像一个国家的君主一样，因为心中有牵挂的事情，所以容易心乱如麻，抑制不住地胡思乱想。而站桩可以让人快速排除杂念，心无旁骛，使身心

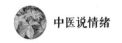

得到快速放松。另外，站桩看似是一种"静"的锻炼，实际上在站桩过程中身体会不由自主地抖动，也起到了疏通全身经络的作用。站桩过后，全身气血顺畅，经络通畅，心情舒畅，失眠怎能得不到缓解呢？

现在的生活节奏越来越快，门诊上失眠的患者也越来越多，很多人饱受失眠的困扰。事实上，失眠的危害远不止睡不着觉这么简单，它还会引起头痛、焦虑、抑郁、记忆力减退、衰老、肥胖、脱发等一系列病症。因此如果常常感到烦躁，患有失眠，不妨把站桩这项传统的锻炼方法练起来吧！

第七章
好情绪助力幸福人生

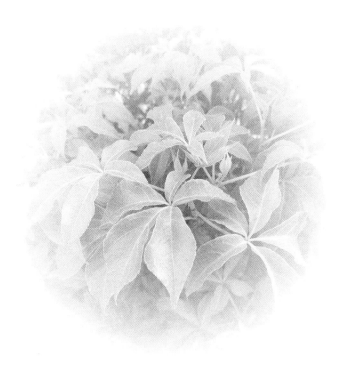

第一节　管控情绪很有必要

管控情绪是人体健康的需要，也是家庭稳定和社会稳定的需要。情绪是一个人面对事情所应有的正常反应，但是面对相同的事情，不同的人反应也是不同的。每个人都有自己的喜怒哀乐，情绪的好坏可以直接影响到人们的身体健康。有这样一项科学研究，一位科学家将一个人生气时的唾液给小蚂蚁吃，结果蚂蚁都死掉了，而把一个人没有生气时的唾液给蚂蚁吃，蚂蚁却没有死。可见，坏情绪是有"毒"的。但是如果我们能很好地调控自己的情绪，调控喜怒哀乐，这样情绪就能很好地服务于人体健康的需要。

每个人管控情绪的能力是不相同的，有些人能很好地控制自己的情绪，喜怒不形于色，与周围人融洽相处，有些人则容易情绪失控。大部分人遇到小事可以处理，超过自己的忍耐限度时可能就会做出不理智的事情。我们要学会看透、领悟种种事情的本质，明白很多事情其实只是过眼云烟，过几年，甚至可能只是几天后就会发现，这些事情继续追究、思量只会徒增烦恼，且事情的结果不会因为我们动怒而改变。以坦然、开阔的心态看待一切人和事物，不为他们所动摇，也就不会被情绪所束缚，就是一个真正自由自在的人生大赢家。

情绪对健康有十分重要的影响。情绪是一把双刃剑，愉悦的心情、开朗的性格和积极的态度有利于人体健康，能够提高人们的生活质量，反之消极的情绪会危害身体健康。中医学认为喜伤心，怒伤肝，悲伤肺，思伤脾，恐伤肾。如果消极情绪长期得不到改善将影响人们的生活状态，长此

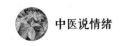

以往就会生病。同样，生病后如果不保持好心情，就更不利于疾病的好转，相反，如果能保持心情舒畅，则有助于疾病的康复。

情绪能够影响人们的生理健康。研究发现，如果人长期处于情绪抑郁、焦虑、恐惧等状态，免疫能力就会降低，进而患上各种疾病。调查发现，消化性溃疡、神经衰弱、雀斑等一些常见疾病大多都与情绪有很大关系。不知大家看电视的时候有没有注意到，很多接受审判的人往往一夜白头，这就是情绪变化的原因。本来身处高位，突然沦为阶下囚，这是多么大的心理落差呀！加拿大的西里医生曾发表一篇报告：万病都有一个共通的病源，不管是奇特的或是平凡的病，都是由于情绪紧张所引起的。心理学家也指出情绪对于人们的健康有着莫大的影响，因此要学会自我管控情绪，克服那些愤怒、悲伤及恐惧等不良心理。

人的大脑下面有一个脑垂体，在肾脏的上方各有一个肾上腺，脑垂体和肾上腺产生的激素对人体生理活动有着很大的影响。如果人的紧张情绪持续得不到缓解，这些激素的分泌就会失常，疾病就产生了。当然，人类的生理构造非常复杂，每个人在紧张情绪下的反应是不尽相同的。有些人会感到头痛，有些人会出现消化不良，有些人会患结肠炎，严重的甚至会诱发癌症。

情绪控制也是家庭稳定的需要。家庭是婚姻的产物，是父母孩子的有机结合，任何一方的情绪波动都足以影响整个家庭的稳定，因而情绪调控是家庭稳定的基石。我们都说父母是孩子的第一任老师，父母长期的言传身教让孩子在潜移默化中不自觉地向父母看齐，父母情绪不稳定经常争吵，孩子的情绪也很难稳定。相反，和睦的家庭，情绪稳定的父母往往能培养出更加积极向上的孩子。

和谐心态造就和谐社会，和谐社会养育和谐心态。个人的心态和谐是社会稳定的前提，如果因为自己情感受挫或者其他原因产生悲观厌世的情绪，将这种消极情绪迁怒、发泄于社会，做出一些危害社会安全、影响社会稳定的事，就会影响社会稳定。同样，如果每个人都保持一个良好的心态，遇事不慌不急不躁，事情考虑得全面一些，那么社会也会变得更加美好。不要轻易相信他人的夸张言论，要时刻在自己的心中树立一把戒尺，告诫自己不要因小失大，不要因为一时的情绪波动而做出不利于社会稳定的事情。

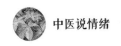

第二节　好情绪是修炼出来的

《黄帝内经》指出：怒伤肝，悲胜怒；喜伤心，恐胜喜；思伤脾，怒胜思。我们在生活中要做到当喜则喜，当怒则怒，但是不可过度。从身体健康方面讲，人的情绪要控制在正常范围之内，保持相对平和状态，否则阴阳失调，疾病就不请自来了；从工作方面讲，情绪过度会通过面部表情、肢体语言等表现出来，会被竞争对手发现自己的真正意图，从而影响工作，损害利益。

春秋战国时期，齐桓公打算攻打卫国，与臣子管仲等人在朝堂上商议，得到了大臣们的赞同，君臣一起还进一步商量了伐卫的策略。齐桓公非常高兴，回到后宫，遇到了从卫国来的卫姬。卫姬看到齐桓公后，马上跪下来替卫国请罪。齐桓公非常好奇，问她是怎么知道如此重要的军机大事的。卫姬说："臣妾看到大王回后宫时眉飞色舞，兴高采烈，但是见到臣妾时却想躲开，所以推测肯定发生了与卫国有关的事。"卫姬讲完后垂着头，哭得更是梨花带雨。齐桓公顿时心软下来，当时就答应卫姬不攻打卫国了。第二天早朝，齐桓公还未张口，管仲便笑着问："大王，您是不是改变伐卫的主意了？"齐桓公很是不解，问管仲怎么知道的。管仲回答："大王您上朝时，看到我便赶紧将目光挪开，似是有愧于我，所以我推测您可能是改变主意了。"齐桓公听了不免一番唏嘘。

当我们遇到大事时，一定要喜怒不形于色。如何才能喜怒不形于色呢？其实就是要控制好自己的情绪。我们在日常生活中不要总想着修正别人。当心中怒气升起的时候，当自己非要去想谁对谁错的时候，就要及时警觉。懂得控制住自己的脾气，修炼出好的德行，不仅对我们的人际交往有极大的好处，对我们自身的健康也很有益。那么，情绪的修炼主要有哪几方面的内容呢？

1. 修炼要"恐怒"

怒伤肝，怒则气上，百病生于气。古往今来，很多长寿之人养生的第一步就是要做到宽容大度，遇事不怒。这里有一个寓言故事：水池里住着一只坏脾气的乌龟。天旱了，池水干涸，乌龟要搬家，幸好有两只大雁愿意帮助它，它们叼来一根树枝，叫乌龟咬着中间，大雁各执一端，嘱咐乌龟不要说话，然后就动身高飞。在飞行的途中，有几个小孩抬头看见了这一幕，纷纷觉得这只乌龟太有趣了，于是拍手笑话起乌龟的样子来。乌龟听见后大怒，忍不住开口责骂。它口一张开，就从空中掉下来，碰到石头死去了。这只乌龟的处理方式其实与我们很多急脾气、坏脾气的人很相似，只需别人的一句话、一个动作，心中的不满便即刻就要爆发出来，忍都忍不住。可事后呢？可能会后悔，也可能会更生气。总之，争执之后除了会影响自己的健康并不会得到任何的开心和释怀，因而控制自己的怒气是很多人的必修课。

2. 修炼要"戒躁"

急躁可以导致愤怒、忧愁、悲哀。中医理论认为，一个人思想上安定祥和，没有贪欲，体内的真气就会和顺，精神内守而不耗散，外界的邪气就不能侵入人体。当一个人焦躁难耐时，心理失控，就会削弱人体的免疫功能，病邪便会乘虚而入。所以，平时身体较弱、抵抗力差的人群更应戒躁。

3. 修炼要"克忧"

很多人可能都听说过"伍子胥过昭关一夜白头"的故事。相传，在春

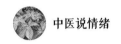

秋战国时期，有个人叫伍子胥，是楚国大夫伍奢的次子。楚平王即位，伍奢被任命为太子太傅。后来楚平王听信谗言，伍奢被杀，伍子胥连夜逃走，楚平王下令四处捉拿伍子胥。伍子胥连续逃了数月，身心疲惫。一天走到昭关的时候，情况十分危急，昭关在两山对峙之间，有重兵把守，要想过关可谓是难于登天。后有追兵，前有险关，在性命危难之际，伍子胥愁得一夜之间发眉皆白。忧虑过度真能导致如此大的变化吗？中医学的情绪养生告诉我们，若不懂得克忧，过度忧虑真的会使人早衰或早逝。因此，忧虑时不要独自承受，应当学会寻求帮助来避免对身体产生不良影响。

4. 修炼要"虚无"

诸葛亮说："非淡泊无以明志，非宁静无以致远。"《黄帝内经》受道家思想的影响，主张"恬淡虚无""精神内守""嗜欲不能劳其目，淫邪不能惑其心""静则神藏，躁则消亡"，其基本精神就是要节制欲望，保持内心淡泊宁静的状态，不受外界种种诱惑的干扰，使神气内藏于五脏，心理和生理处于和谐状态。这也是修炼好德行，树立正确人生价值观的主要方面。

5. 提高道德修养

在我国传统文化中，保持身体健康从来就不局限于研究人体本身的运动变化和发展规律，而总是与道德品性修养，以及治国安邦之道有机地结合在一起，因而具有极丰厚的文化内涵。《吕氏春秋》说："昔者先圣王，成其身而天下成，治其身而天下治。"古人认为，治身与治国并不矛盾，必先修身养性，而后才能治国理天下。我国传统养生文化十分注重"以德立身""养生必先养性"，这里的"性"是指品德、禀性。孔子说"欲修其身者，先正其心"，又说"智者乐，仁者寿"。汉代董仲舒认为，"仁人之所以多寿者，外无贪而内清静，心平和而不失中正，取天地之美以养其身"。荀子也认为仁义德行为长安之术。培养高尚的道德情操，不断完善人格，是养生必先养心的重要内涵，也是心理健康的重要标志。这样的事例从古至今不胜枚举。《黄帝内经》中有"德全不危"的记载，意思是一个道德健全的人，能在一定程度上避免遭遇疾病的危险。

保持一个清静平和的心态，不被外界各种信息所干扰，不因为强烈的欲望牺牲身体健康，修炼好脾气、好德行，树立正确的价值观，这些对保持身体健康来说极为重要。在日常生活中，我们要时刻注意自己有没有保持清静的、心平气和的状态，如此则健康自来。

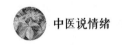 中医说情绪

第三节　发脾气是一种宣泄

　　该发火时忍住不发反而会让火压抑在体内导致身体的不舒畅，但是此火是否有必要形成，也就是"值不值得冒火"取决于不同的价值观念，而且发脾气时要考虑是不是符合社会道德，有没有影响到他人。

　　当水壶中的水沸腾时，蒸气会从壶盖的孔不断冒出。泡茶的小茶壶上也有个小孔，热气亦是由此冒出。这个原理其实与发脾气有相通之处。如果没有孔的话，热气就无法散出，水就会不断地由壶内向外溢出，就像压力锅一样，如果没有空隙的话会不断发出哔哔声，稍微掀开锅盖就可以消除这种声音。总而言之，热气与压力都必须有适度的发散才可以，过度累积的话就可能出现水向外溢出或是爆炸的情形。有时候为自己的情绪找个孔，让心中的不满全部散出，对自己的身体和心理都会有一定的益处。但是，这火有没有必要形成必须以价值观念为前提，当这件事"值得冒火"且符合社会道德、不会影响到他人时，就需要适时地将它宣泄出来。

　　情绪应该宣泄，但宣泄应该合理，选择适当的、正确的宣泄方式是很有必要的。当有怒气想要发脾气的时候，一不要把怒气压在心里，自己生闷气；二不要把怒气发泄在别人身上，迁怒于人，找替罪羊；三不要把怒气发泄在自己身上，如把自己咒骂自己当作自我惩罚等；四不要以很强烈的方式发泄怒气，如大叫、大闹、摔东西等。上述做法不但于事无补，反而会使问题进一步恶化，给自己带来更大的伤害。

　　不少人在谈论心理冲突时，往往会不自觉地对克制法大加推崇，而对宣泄法则不以为然。情绪上的矛盾如果长期郁积在心中就会影响脑的功能

132

或导致心身疾病。在我国古代，许多人在遭遇不幸时会有感而赋诗，这实际上也是使情绪得到正常宣泄的一种方式。古之圣贤曾说小不忍则乱大谋，但这不是让我们一味地忍，心理学相关研究表明，最能压垮一个人的其实不是大的恶性事件，而是生活中持续不断的零碎小事中的烦扰和心忧，所以找到一条适合自己的发泄负能量的宣泄通路不是不坚强的表现，而是人类健康生存的本能需求。

在日常生活中，我们可以灵活选择适合的方式来宣泄自己的情绪。如果你喜欢运动，可以在生气和郁闷的时候跑步、打球。如果你喜欢音乐，心情不好时可以听一听让人愉快的音乐，音乐会帮助你舒缓情绪。到大自然里去也可以使你心情舒畅，唤醒对生活的热爱。你还可以学习林肯，把不满情绪尽情地写出来，想怎么说就怎么说，怎么解气怎么写，可是写完后不要寄出，要一把火烧掉，这时你会发现你的气愤也化作云烟了。

只要我们能够恰当地、有成效地宣泄，愤怒就不一定是毁灭性的。情绪的火苗可以被熄灭，也可能被点燃。一旦我们理解了自己的目标并且学会了适当的方法，用不发脾气的方式表达愤怒会成为非常常用的方法。而用不发脾气的方式表达愤怒的反面就是把愤怒升级为伤害别人的武器。感到愤怒与把愤怒当作武器伤害别人是不同的，每个人都会表达自己生气的情绪，但用自己的情绪来伤害别人显然是不可取的。

生活中总有许多的磕磕绊绊，感到愤怒、感到悲伤都是常事，往往越是克制，心里就越是堵得慌，以为自己把情绪憋了回去，实际上却是藏在了别处，就等着随便一件不起眼的小事将这些负面情绪一同引爆。所以，有时候发一发脾气也是调整情绪的一种方式。人的情绪就像一只气球，如果不断往里面打气，迟早会爆掉。在适当的时候发一发脾气，释放一下内心积压的怨气，心情就会舒畅许多。

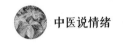

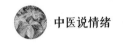

第四节　犹豫不决胆子小，要学会给自己"壮胆"

细心观察一下我们身边的人，会发现有的人胆识过人，而有的人却胆小如鼠，稍遇到事情就提心吊胆，不知道该怎么办。试想一下，如果在工作中遇到突发事件时我们能够胆大心细，把它处理得妥妥当当的，那么危机反而成了机遇。相反，如果面对突发事件时胆子小，不知道该从哪里着手，就错失了很好的展示自我的机会。

有个朋友，如今已经实现财务自由了，每周的工作时间不超过两天，其余时间就是找人吃饭聊天，或者外出游玩考察。这个朋友就是个有胆略的人。朋友刚大学毕业的时候到一家公司上班，在这个公司可以说是"火箭式"提拔晋升。朋友说他的秘密就是"爱啃硬骨头"，专干难干的活儿。毕业后两年左右的时候，有一次公司遇到一件事，一个乡镇企业老板欠了公司近十万元，公司一把手召集大家开会，只是问谁愿意去，也没有说钱要回来后有没有提成。大家都不吭声，有些人胆小不愿意揽这种大事，有些人感觉去农村很辛苦，有些人感觉自己没有把握，只有朋友主动请缨，硬是去蹲守了一个月，不光把钱要了回来，还签了一个更大的单子。

胆小的前秦皇帝苻坚，曾率领九十万兵马南下攻伐东晋。东晋任命谢石为大将，仅领八万精兵迎战。按理说，双方兵力如此悬殊，胜负应该是没有悬念的，可是前秦仅仅在首战时吃了一次小败仗，胆小如鼠的苻坚就胆战心惊了。在八公山下，他看着八座连绵起伏的峰峦，感受着山风呼啸而过，山上晃动的草木就像无数士兵在活动。苻坚吓破了胆，很快就中了东晋谢玄的计，下令让军队后退，让晋兵渡过淝水决战。结果，秦兵在后退时遭晋军突击，溃不成军，大败北归。

相反，我们再看看历史上著名的甘罗拜相。据史书记载，甘罗小时候与母亲相依为命，但是他勤奋好学，手不释卷，在很小的时候就成为秦相吕不韦的门下食客。甘罗十二岁的时候，秦王打算跟燕国结盟，以助秦国讨伐赵国。甘罗听说后，年幼的他便展现出了超人的胆识，向吕不韦自荐，也得了秦王的赏识，受派出使赵国。赵国庙堂之上，甘罗舌战群雄，竟令赵王主动割让五座城池，与秦国修好。甘罗立下大功，十二岁封秦相，留名青史。

如果你属于胆子小、做事容易犹豫的人，那就要主动去调整了，因为机会稍纵即逝，如果因为胆小而没抓住，就错过了，距离成功也就越来越远了。那么，我们的胆识从哪里来呢？从我们的"胆"中来。中医学讲"胆者，中正之官，决断出焉"，还认为胆为奇恒之腑，我们做事情的决断能力，靠的就是我们的胆，《黄帝内经》中更是提到"凡十一脏取决于胆也"，我们五脏六腑的气机升降都取决于胆。那么，我们应如何养好我们的胆呢？张景岳指出："胆附于肝，相为表里，肝气虽强，非胆不断，肝胆相济，勇敢乃成。"我们在调理的时候也应"肝胆相照"，肝胆同调。最简单的养护方法就是内拍肝经、外敲胆经。足少阳胆经从头部开始，到下肢沿着腿部外侧循行到脚，每天把拳头握成空心状，沿腿部胆经循行处敲4～6次即可。足厥阴肝经则从脚沿着大腿内侧向上循行到头部，将五指微微并拢，沿腿部肝经循行处轻轻拍打，同样是4～6次即可。每天拍打，可疏肝利胆，增强胆识。

现在，我们的身边处处充满了机遇和挑战，我们要壮起胆来，增强胆略，这样才能抓住机遇，改变命运，实现自己的理想。

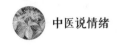

第五节　职业责任与情绪管理

职业责任要求我们要有严肃认真的工作态度。在工作中，首先应该明确工作职责，增强工作责任感，尽职尽责地去做好每一项工作，这种严肃认真的工作态度对于任何一个人来讲都是不可忽视的。其次就是要努力提高自身的综合素质，更好地胜任本职工作。

职业认真与处事方式需要的是智慧，是平衡，不是盲目地拼身体，而是在工作认真负责和身体健康之间找到一个动态的平衡点，处事中庸，不偏不倚，做事既不能太过冲动，性格暴躁，也不能畏首畏尾，犹豫不决。要学会深思熟虑，处事果断，遇事冷静。具体来说，在职业生活中，我们要时时刻刻注意调养自己的身体，平常多运动，多锻炼，提高自己的身体素质，这样才能以更加饱满的热情投入工作，工作效率、工作质量才会有很好的提升，而不能一味地为了工作而伤害了自己的身体。殚精竭虑、废寝忘食通常用来说一个人对工作认真负责，忘记了吃饭，忘记了睡觉，把所有的精力投入工作。但在现实生活中，这样的行为是损害健康的，并不值得提倡。在工作中难免要与人打交道，选择一个合适的处事方式极为重要。古语有云"三思而后行"，做人处事更是如此，要不慌不躁，不能莽撞。

防患于未然是指在危难祸患在将要发生之时，人们通过自己的一些防范措施来避免或者减轻自己的损失。这是古人的智慧，是一种危机意识，是未雨绸缪，是大智慧。《礼记·大学》："古之欲明明德于天下者，先治其国；欲治其国者，先齐其家；欲齐其家者，先修其身；欲修其身者，先正其心；欲正其心者，先诚其意；欲诚其意者，先致其知，致知在格物。物格而后知至，知至而后意诚，意诚而后心正，心正而后身修，身修而后家齐，家齐而后国治，国治而后天下平。"降低自己的欲望，减少自己的贪念，让自己头脑清醒，是非曲直分明。在待人处事方面应做到真诚二字，努力断恶修善。从古至今，很多人贪婪无度，唯名利是务，一心想着升官发财，结果却获牢狱之灾，可悲可叹！

防患于未然要运筹帷幄，把控全局。要防患就必须把控全局，知道患处所在，而后把所有可能出现的问题杜绝，自然能获得成功，这需要置身事外运筹帷幄的大将风度，而非搭进性命去拼搏，这是思想成熟的表现。《史记·高祖本纪》："夫运筹帷幄之中，决胜千里之外，吾不如子房。"运筹帷幄是指善于策划用兵，指挥战争。一个运筹帷幄的人，必须胸怀大志、眼光敏锐、能够随机应变，对敌我双方的实力对比、战局变化了如指掌，并善于把握时机，果断出击，同时要有大局观和对发展趋势的准确预见力。这就是古人的整体观和大局观。我们在生活、工作、学习中，需要的就是运筹帷幄、决胜千里的大将风度。遇事要通盘考虑，要心思缜密，无论做什么事情都要考虑清楚，不打无准备之仗，要有战略思维能力，有全局意识，有大局意识，要学会在纷繁复杂的形势面前依旧能够冷静思考，而不是只会逞匹夫之勇。

古语云"故天将降大任于是人也，必先苦其心志，劳其筋骨，饿其体肤，空乏其身，行拂乱其所为，所以动心忍性，曾益其所不能"，意思是上天要将重大责任赋予一个人之前，一定要先使他的内心痛苦，使他的筋骨劳累，使他经受饥饿，以致身体消瘦，使他受贫困之苦，使他做的事颠倒错乱，总不如意，通过这些使他的内心警觉，使他的性格坚定，增加所不具备的才能。对待自己的职业也是这样，更大的职业责任意味着要有更强的情绪管理能力。

《中庸》曰："不偏之谓中，不易之谓庸。中者，天下之正道；庸者，

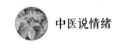

天下之定理。喜怒哀乐之未发，谓之中；发而皆中节，谓之和。中也者，天下之大本也；和也者，天下之达道也。致中和，天地位焉，万物育焉。"这是为人处世的智慧，是中庸之道。工作认真和处事方式的平衡，亦为中庸。古语有云："临河而羡鱼，不如归家织网。"与其望洋兴叹，不如破釜沉舟；与其杞人忧天，不如防微杜渐；与其身心交瘁，不如以逸待劳；与其捶胸顿足，不如亡羊补牢；与其纸上谈兵，不如现身说法。千里之堤毁于蚁穴，小洞不补，大洞吃苦。凡事预则立，不预则废。古人的防患未然、防微杜渐都在时时刻刻提醒着我们忧患意识的重要性。

我们在工作中，要以"纲举目张，执本末从"的智慧统揽全局，以"开弓没有回头箭"的决心锐意进取，以"明知山有虎，偏向虎山行"的气魄克难攻坚。在履行岗位职能、开展具体工作时，应放眼全局，着眼大局，把握大局。这是大局意识，是新时代的运筹帷幄，决胜千里。身在兵位，胸为帅谋，自觉树立大局意识，才有"不畏浮云遮望眼"的眼力、"咬定青山不放松"的定力，才能做到"平常时候看得出来、关键时刻站得出来、危急关头豁得出来"，使各项工作既为一域争光，又为全局添彩。自觉在把握大势、服务大局中找到坐标、找准定位，才能乘势而为、乘势而上，实现全局与一域的双赢。

第六节　贵和尚中

贵和尚中，"贵和"指的是以和为贵，"尚中"则是崇尚中庸。从董仲舒在汉武帝时期"独尊儒术"到故宫的"太和殿""保和殿""中和殿"，都传承着几千年来"贵和尚中"的思维。贵和尚中是我国传统文化的基本精神之一，它在中华民族的文化发展过程中起到了十分重要的作用。可以说，和谐是中华民族长期以来的美好憧憬和向往。传统文化中的"贵和"精神包括人与人的和谐及人与自然的和谐。人与人的和谐相处是一个民族生生不息的前提。古人提倡和顺、和睦、和美、和解的宽和处世的态度，追求以形成和谐的人际关系为主题的大同社会。由此可见，"贵和尚中"的精神和理念是中华民族所特有的、具有鲜明风格的，展现了我国古代人民看待世界的独特视角和行为准则，早已深深地融入我们的文化血脉之中。

"贵和尚中"是人与人的和谐关系。个人想要发展就离不开社会，而社会想要稳定就离不开其内部人际关系的和谐。关于社会中人际关系和谐的思想，我国古人有许多精辟的见解，如和而不同、和而不流等。当今我们建设和谐社会，实现每个人的中国梦，实际上就是将贵和尚中精神融入处理人与社会的关系中去，实现人类社会的良性发展。

我国两千多年的传统文化是以儒家文化为主体，多种文化共同发展的多样的灿烂文化。传统文化中的许多独到见解在今天仍旧具有启示意义。我国的"和合"文化体现在儒家的"中庸"思想中，"不偏不倚谓之中，恒常不易为之庸"，此为儒家之中庸也，在儒家乃至整个中国传统文化中被视作一种人生和道德的至高境界和追求目标。孔子说："中庸之为德也，其至

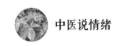

矣乎，民鲜久矣！"中庸看似简单，但真正能将它运用到生活中却是十分困难的。

在今天看来，中庸就是正确把握并协调处理好各种关系，以益于社会的持续和谐稳定发展。运用中庸之道的根本目的就是为了达到社会群体的稳定和谐，一旦实际作用起来，就要面对不同阶层、不同利益主体的矛盾关系，就要考虑到处理问题的分寸是否适当。因此，能否运用好中庸之道，实际上是一个颇为复杂的实践问题。

中医学的发展吸收了中国传统文化的部分精髓，贵和尚中思想在古代医家的作品中闪烁着光芒。朴素的矛盾论被古代医家创造性地运用到养生防病、治病上。明代周守中在《养生类纂》中就说："摄养之道，莫若守中。守中则无过之与不及之害。"这里的"中"就来源于儒家思想。"中"是什么意思？《中庸》说："喜怒哀乐未发，谓之中，发而皆中节，谓之和。中也者，天下之大本也，和也者，天下之达道也。"可见，"中"指的是一种状态，其核心在于不执于两端。过与不及都不是"中"，因此"中"又是一个居中的震荡的范围，而且随着情况的变化，这个范围是可以移动或者变换的。

我们对于何谓"中"有了大致的了解，再来看看何谓"摄养之道"。顾名思义，"摄养"就是养生防病，就是通过运动、饮食、情志的调理来增强体质，抵御病邪。

生命在于运动。现在人们的生活水平已经提高了很多，越来越多的人开始注重身体健康，加强锻炼，更多的人开始选择多种运动共同进行。这里我们就要提一提该怎样运动了。贵和尚中体现在运动中就是要根据个人的身体情况选择合适的运动项目和运动量。运动过度造成的伤害绝不亚于运动不足，心脏、肺脏负荷过重，骨骼、肌肉的劳损，日积月累，后患无穷。运动以微微汗出，稍感劳累为度，可采取慢跑、打太极拳、游泳等非对抗形式。游泳就是一项很好的适量的全身性运动，可以根据自身情况决定运动强度，借助水的浮力，带走多余的热量；游泳还是一种水平运动，可以纠正直立行走带来的各种问题，如便秘、痔疮、脊柱疾病等。所以，不要盲目运动，运动之道，莫乎守中。

《黄帝内经》提出了"五谷为养，五果为助，五畜为益，五菜为充，气味合而服之，以补精益气"的膳食配伍原则，同时还告诉人们不可暴饮暴食，避免五味偏嗜。几千年来，这些原则一直作为中华民族膳食结构的指导思想，在保障全民族的身体健康和繁衍昌盛上发挥了重要的作用。先民的智慧告诉我们饮食要均衡，要适度，要贵和尚中。首先是饮食量要适当，忌过饥或过饱。现代人更要防止暴饮暴食，摄入的量超过人体消化吸收的能力时就会致病。过食肥甘厚味，必然导致脾胃运化失常，形成痰湿体质，肥人多痰湿就是这个道理。肥胖是许多疾病独立的诱发因素，《物理论》的作者杨泉说"谷气胜元气，其人肥而不寿；元气胜谷气，其人瘦而寿"，就是希望肥胖患者管住嘴，保住元气。常言道"少吃一口，多活一天"，也是这个道理。其次是五味不要过极。酸苦甘辛咸五味和五脏相关联，五味过极，就会影响到对应的脏腑功能。例如，过食酸味食物，会使肝气偏盛；过食咸味食物，会使骨质受到损伤，尤其是对本来就有高血压、肾病等慢性病者，会带来严重后果。当然五味也有一定功能，如果能守中，发挥辛散、酸收、甘缓、苦坚、咸软的作用，对身体是有一定帮助的。所以五味偏嗜，或不遵宜忌，将导致五脏阴阳失衡，进而生成疾病。五味调和，脏腑得益，人就健康。

药性有寒热温凉，饮食也要注意寒热温凉的适当。中医学的体质分类中非常重要的一点就是从寒热方面加以区分。寒性体质者要禁绝冷饮，多吃一些热性的食品，比如冬季吃羊肉、牛肉，但也不要过度，否则反倒可能上火。热性体质者要多吃一些偏寒凉、偏清淡的食物，比如玉米、豆腐、

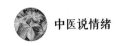

蔬菜等，不宜食用辣椒、大蒜、干脯等。如果是平和体质，则以平补为宜，如山药、莲子等。食物的寒热也包括物理温度在内，太烫与太冷的食物对身体健康均有妨碍。古代医家提倡胃以温通为补的理念，与贵和尚中思维也是吻合的。

唐代医家孙思邈说："心若太费，费则竭；形若太劳，劳则怯；神若太伤，伤则虚；气弱太损，损则绝。"用心过度心力耗尽，劳累过度形体虚弱，用神过度伤神气虚，动气过度精气耗绝。但过度安逸也对健康不利，可以导致气机郁滞，痰湿内结，大脑接受的刺激减少，容易导致老年痴呆。我们在日常生活中要注意劳逸结合，《黄帝内经》说"久视伤血，久卧伤气，久坐伤肉，久立伤骨，久行伤筋"，就是太过的表现。我们要学会寻找一个平衡点，做到一张一弛，张弛有度。

古人云：喜怒不形于色。现在很多疾病的发生都与情绪的失调有关。心身疾病发病的关键就是七情过极，喜怒忧思悲恐惊，每一种情绪都可能会伤害身体。忧郁愤怒可致气机上逆，血液凝滞；惊恐可致心神恍惚、骨骼酸痛；喜乐过头会致精神狂乱。最好的状态是心存和悦、性情通达。面对复杂多变的生活，无论何时，我们都要拥有希望，一定要积极地向前看。

古人云：一阴一阳谓之道，偏盛偏衰谓之疾。健康就是一种平衡、和谐的状态，需要持之以恒坚守中道，需要很好地将贵和尚中的思维运用到实践中去。《黄帝内经》说："上古之人，其知道者，法于阴阳，和于术数，食饮有节，起居有常，不妄作劳，故能形与神俱，而尽终其天年，度百岁乃去。"吃与喝要有节制，要与节气相对应，这叫食饮有节；睡觉和起床要有规律，不能总是熬夜，这叫起居有常。元代饮膳太医忽思慧所著的《饮膳正要》是我国最早的一部营养学专著，它超越了药膳食疗的原有概念，从营养的观点出发，强调应加强饮食卫生，营养调摄，以预防疾病。他在书中强调："故善养性者，先饥而食，食勿令饱，先渴而饮，饮勿令过，食欲数而少，不欲顿而多。"书中有关营养膳食的观点对于现在人们的饮食仍旧具有十分重要的指导作用。

　　贵和尚中，关键在于一个"中"字。若要养生与防病，就要均衡饮食、适当运功、劳逸结合、调畅情志，以一个开阔的胸襟、一种积极的人生态度来面对生活。

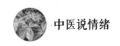

第七节　会忍一时才能有大作为

当一个人发怒的时候，我们通常会用"怒气冲天"等词语来形容。中医学上讲，"肝者，将军之官"，肝脏就像一位大将军一样。一个人发怒的时候，就会肝火上炎，上扰神明，就好比一位大将军发怒的时候会大肆杀伐一般，不仅对自己没好处，对一国之君也会产生压力，进而影响到整个国家。所以，发怒的时候，人特别容易失去理智，做出错误的动作、决定等。而对于一个理智的人来讲，当自己遇到困难、委曲、不公平的情况时，通常会选择"忍一时"。

为什么说是"忍一时"，而不是"忍"呢？因为忍一时只是暂时的退让，让自己冷静，帮助自己做出正确的决定，从而让自己在将来做出相应的回击、回应。这与中医学的辨证思维是一样的。

相传，三国时期诸葛亮率兵十万北伐，梦想一统中原，完成千秋伟业。在渭水河两岸，诸葛亮遇到了二十万魏国军队，主帅是司马懿。蜀军在渭水南岸，魏军在渭水北岸，两军隔河相望。诸葛亮因为是远道而来，粮草补给都非常不方便，士兵也多水土不服，因此想与司马懿早日一决雌雄，多次派人向魏军挑衅。可是，司马懿就是闭门不战，而且分出一部分士兵屯田开荒，那情形明显是要跟诸葛亮打持久战。

诸葛亮对此非常着急，再加上他终日操劳，身体也濒临崩溃。于是诸葛亮想了一个计策，派人求见司马懿。司马懿身坐军帐中，身边数十员大将及谋士分坐帐中。蜀军使者给司马懿送了一件红色的衣服，还对司马懿说："我家丞相看您整日闭门不出，不敢与我蜀国大军决战，于是我家丞相给您量身定做了一套女装，请您收下！"蜀国使者话音刚落，魏军帐中已有大将拔刀出鞘，怒目而视，意欲杀之。可是没想到司马懿略加思索，不仅没有生气，反而让下属将衣服拿过来，当众穿上了红衣服，说："感谢你家丞相，衣服非常合身。"说完，司马懿还设宴隆重地款待了来使。就这样，诸葛亮北伐又一次失败了。司马懿忍得一时，换来的是己方的胜利！

现在，很多人觉得周围的人戾气特别重，因为一点很小的事就会吵得不可开交，甚至造成流血死亡。佛家有云"一念嗔心起，火烧功德林"，发怒的念头一起，一辈子修成的功德林就被烧完了。遇到事情因为不冷静而发怒时，看似是在争吵中占了上风，实际上是自己的情绪被别人牵制住了，事情在不受自己控制的情况下发展，这是很危险的。

所以，当我们遇到让自己发怒的事情时，要想想我们身体里的"将军之官"，想想我们的肝脏正在受到伤害，心脑正在受到伤害，整个身体都在受到伤害，这样我们就会深呼吸，给自己一点冷静的时间，从而做出正确的决定，也让我们能够有更大的成功、更大的作为、更大的飞跃。

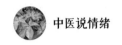

第八节　我想这是个误会

　　每个人都不可能完全理解别人，即使那个人是你从小养到大的孩子，是你枕边相伴多年的爱人。我们只能通过对方的语言、行动来揣摩他的意思，但是我们有可能听到的是只言片语，看到的是整个事件当中的一段镜头。所以，生活中往往充满了误会。

　　相传，孔子被困在陈蔡地区，已经有七天没有尝过米饭的滋味了。终于在这一天，孔子的弟子颜回讨来了点米做饭给孔子吃。在饭快要熟的时候，孔子无意中看到颜回居然把手伸到锅中去抓饭吃。孔子假装没有看到，过了一会儿饭做好了，颜回请老师吃饭。孔子对颜回说："我刚才梦到了先父，这饭很干净，先祭过父亲再食用吧？"老师的话把颜回说愣了，不过他马上反应过来，认真地对孔子说："老师，刚才是个误会，我是看到有煤灰掉到锅里了，所以把弄脏的饭粒拿起来吃了。"孔圣人听了感叹道："虽然说眼见为实，但是眼睛也有不可靠的时候，可依靠的是心，但是心也有不足以依靠的时候啊。"

　　在工作生活中经常会发生各种误会，所以当我们遇到一件事情要发怒的时候，不妨多想一下，这里面是不是有什么误会呢？我们是不是不应过早下定论呢？面对误会，我们应当擦亮理解之窗，敞开包容之门，聆听心灵之音，只有这样才能洞悉生活之真，弘扬人性之善，回归生命之美！

第九节 规律的性生活与好情绪的秘密

性是一种本能，马斯洛需求层次理论中把人类的需求分为五个层次，分别是生理需求、安全需求、爱和归属感、尊重需求，以及自我实现。这五个层次由低向高排列，最底层即人人都需要的，是生理需求，性就是其中的一种。

规律的性活动有助于放松身心，进一步增进与伴侣的感情。规律的性生活还能够帮助女性使皮肤柔嫩，更有光泽。规律的性生活能调节内分泌，改善月经不规律的情况。性生活还有助于睡眠，内啡肽的分泌可以让人迅速进入甜蜜的梦乡。此外，和谐的性生活还可以缓解压力，延缓衰老，对预防女性尿失禁、男性前列腺癌也有一定的作用。

规律的性生活是夫妻间的调味剂。生活不仅仅是诗和远方，还有柴米油盐酱醋茶，还有吵架拌嘴、生闷气。这时候，一场专注的性生活，一场知心的谈话，能够让坏情绪自然而然地悄悄地溜走，缓解身心的焦虑，好心情随之而来。

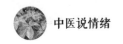

第十节 不做爱生闷气的女人

生闷气是怒没有发泄出来的一种表现。怒为七情之一,七情本属人体正常的情志活动,是人体心理及生理活动随着内外环境变化而产生的一种情志表现,是我们每个人都会经历的情绪体验,一般情况下是不会对我们的身体造成危害甚至诱发疾病的,但是生闷气这种情绪,当怒不怒,久而久之就会对身体造成一定的损伤。

有这样一类人,内心对于很多事情很敏感,表面上却喜欢表现出云淡风轻、无所谓的样子。不管是开心还是生气,他们都不会把自己的真实情绪表现出来,身边的人往往难以捉摸。他们习惯于将自己的情绪隐藏起来,若是心情不好了、生气了,就会想要自己待着,自己一个人生闷气,不会向人发泄出来。这种情况在女性中尤为常见,常常会因为一些小事而心烦动怒,有时会有些执拗,与爱人、朋友闹矛盾了也不表现出来,经常生闷气,与人冷战,甚至不管不顾地拒绝沟通。七情是正常的情志活动,但是如果太过或不及,超过了人体生理、心理的适应和调节能力,就会对我们的身体造成损伤,导致脏腑功能失调,甚至诱发疾病。怒是如此,其他的情志活动亦是如此。这就给了我们提示,遇到事情时,情绪波动要适当,不可太过,也不能一味地把情绪藏起来不表现出来。因此,当我们感到生气、愤怒而想发脾气时,如果能够通过一些途径及时地将这种负面情绪宣泄出来,则不失为一种良好的心理减压方式。适当地发泄有利于自己的身体健康。

女性如果经常生闷气,容易引发哪些问题或疾病呢?

第一，月经失调。有些女性遇到一点小事就容易胡思乱想，选择困难，心思重，敏感爱生闷气。这些情绪常常难以自控，长期的精神压抑、生闷气或遭受重大精神刺激和心理创伤，都有可能会导致月经失调、痛经或闭经等问题。这是因为月经是由卵巢分泌的激素作用于子宫内膜而产生的生理表现，卵巢分泌激素受垂体和下丘脑的控制，情绪不稳定会影响激素的分泌，从而影响月经周期，导致一系列月经病的发生。所以说，女性要尽量保持心情愉快，使月经周期规律，从而身心健康。

第二，乳房疾病。当代人的工作压力越来越大，情绪紧张，夜生活多，熬夜、睡眠不足，以及饮食习惯不良等因素，都会导致人体内分泌失调，是乳腺疾病高发的主要原因。七情内伤可导致脏腑气机失调，进而妨碍人体的正常气化过程，使得人体精、气、血、津液代谢失常，继而发生多种病证。《黄帝内经》说"肝气虚则恐，实则怒""血有余则怒，不足则恐"，生闷气时当怒不怒，肝气实而不能得以疏泄，血有余而不能正常运行，精、气、血、津液的输布疏泄可因气机郁滞而不畅，产生精瘀、血瘀、痰饮等病变，痰饮瘀血互结，又可导致癥积、肿瘤等，西医学的乳腺增生、乳房结节、乳腺癌等疾病常常就属于这种情况。患乳腺疾病的女性群体大多容易上火，爱生气，尤其是生闷气，经常处于负面情绪状态。据乳腺癌流行病学调查，情绪波动大、焦虑抑郁的人群更容易患乳腺癌。

第三，影响胎儿。怀孕期间，激素的变化较平时更为明显。准妈妈们可能会突然之间变得暴躁易怒，这往往不止是一种激素紊乱造成的，而是好几种激素同时变化产生的作用。这时如果不能通过合适的途径将不良情绪发泄出来，不仅会对自己的身心产生不良影响，还会影响到肚子里宝宝的健康发育。所以准妈妈们如果遇到不开心的事情，要及时向家里人表达出来，让他们明白自己的感受，不要在心里生闷气。怀孕期间，家人也应该给予孕妇足够的包容与理解，理解她们身心的压力和激素变化产生的生理表现，包容她们时不时的小脾气，帮助准妈妈们顺利度过孕期。

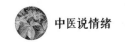

　　有心理学家通过临床病例分析发现，生气 1 小时造成的体力与精神消耗，大致相当于加班 6 小时。美国科学家通过研究发现，那些不愿意宣泄自己不满情绪或喜欢抑制愤怒的研究对象寿命会缩短，长寿的研究对象的性格大多属于"有脾气则发"的类型。人的负面情绪如果得不到释放、发泄，很有可能会导致血压升高、胃肠紊乱、免疫力下降，还可引起皮肤弹性下降、色素沉着，甚至诱发严重疾病。如此来说，生闷气就是对自己施加"酷刑"。

　　心态乐观积极，七情反应适当，当怒则怒，当悲则悲，怒而不过，悲而不消沉，这才是我们面对人生、经历挫折时应当有的心态！

第十一节 失去可能是最大的得到

塞翁失马的故事大家可能都有所耳闻。一位老人的马丢了，街坊邻居都劝他、安慰他，可是老人却说："怎么知道这不是一件好事呢？"过了几天，丢失的那匹马回来了，还带回来了一群好马。街坊邻居都恭喜他，可是他又说："怎么知道这不是一件坏事呢？"过了几天，老人的儿子骑马时不小心摔断了腿。街坊邻居又都来安慰他，可是老人却说："怎么知道这不是一件好事呢？"果然，过了几个月，征兵令下来了，老人的儿子逃过了一劫。

有人说，人生最大的痛苦是得不到和已失去。我们要明白，在我们得到的同时必然会有失去，这就需要我们有平和的心态。反之，当我们失去的时候，也必然会有得到。就好比旅游，如果你乘火车到西藏去，就会看到沿途美丽无比、令人震撼的风景，但是你会多花上一两天的时间。相反，如果你乘坐飞机，可以很快到达布达拉宫，但是在直接到达目的地的同时，没能看到沿途的风景也会随之成为你心中的遗憾。

第八章
好情绪需要饮食起居来调节

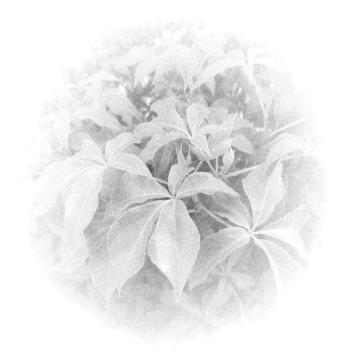

第一节　饮食五味，调治五脏

《素问·脏气法时论》言："辛散、酸收、苦坚、咸软。毒药攻邪，五谷为养，五果为助，五畜为益，五菜为充。气味合而服之，以补精益气。此五者，有辛、酸、甘、苦、咸，各有所利，或散，或收，或缓，或急，或坚，或耎（即"软"，下同）。四时五脏，病随五味所宜也。"这段话说的是食物的五味功用，辛能发散，酸能收敛，甘能缓急，苦能坚燥，咸能软坚。毒药用以攻邪，五谷用以营养，五果作为辅助，五畜之肉用以补益，五菜用以充养，气味和合而服食，可以补益精气。这五类东西，各有辛、酸、甘、苦、咸的味道，各有利于不同脏腑之气，或散，或收，或缓，或急，或坚，或软，配合四时五脏，用来治病时要根据五味所宜。五谷指的是粳米、小豆、麦、大豆、黄黍等，这些主食能养五脏之真气，是非常好的补药，五谷从种植到收获，吸收天地之精华，富含人体所需的全面营养物质，是维持人体生命活动的根本。五果指的是桃、李、杏、栗、枣，富含维生素、纤维素、糖类和有机酸等物质，可以对人体健康起到帮助作用，但这也是建立在五谷为养的基础之上的，所以用过量五果来养身是不可取的。五畜指的是牛、羊、猪、鸡、狗，若按寒热温凉来讲，牛肉性温，羊肉性大热，猪肉性微寒，鸡肉性微温，狗肉性温。五畜为益并不是指肉类吃得越多越好，而是提倡适当补充肉类有益人体，若长期过食肥甘厚味，则痰湿内生、百病丛生。五菜指的是葵、韭、薤、藿、葱等蔬菜。各种蔬菜均含有多种微量元素、维生素、纤维素等营养物质，有增食欲、充饥腹、助消化、补营养、防便秘、降血脂、降血糖、防肠癌等作用，对人体健康

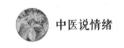

十分有益。日常饮食坚持五谷、五果、五畜、五菜和四气五味的合理搭配，不偏食、偏嗜，不过食、暴食，可补益人体之精、气、血、津、液、神。

《金匮要略》言"五脏病各有所得者愈，五脏病各有所恶，各随其所不喜者为病"，指出五脏病都有其适合的饮食、居处、气味等，这些有利因素能促进疾病的痊愈，也有厌恶的饮食、居处、气味等，这些不利因素则不利于疾病的康复。饮食五味对五脏有补泻调节作用，早在《素问·脏气法时论》中就有关于五脏苦欲补泻的记载："肝苦急，急食甘以缓之……心苦缓，急食酸以收之……脾苦湿，急食苦以燥之……肺苦气上逆，急食苦以泄之……肾苦燥，急食辛以润之……肝欲散，急食辛以散之，用辛补之，酸泻之……心欲软，急食咸以软之，用咸补之，甘泻之……脾欲缓，急食甘以缓之，用苦泻之，甘补之……肺欲收，急食酸以收之，用酸补之，辛泻之……肾欲坚，急食苦以坚之，用苦补之，咸泻之。"

1. 肝欲散，急食辛以散之，用辛补之，酸泻之

肝为刚脏，性喜条达而恶抑郁，肝气宜保持柔和舒畅、升发条达的特性，才能维持其正常的生理功能，宛如春天的树木生长那样条达舒畅，充满生机。若肝气郁结而不能散，可致肝气郁结证，以胸胁或少腹胀闷窜痛、胸闷喜太息、情志抑郁易怒，或梅核气，或颈部瘿瘤，或癥块等为主要表现，当用辛味之药食以散之。在使用辛散药食的同时，要辨清寒热状态，或辛温通散，或辛凉清散，而不是只顾疏肝解郁，不顾脾肾等其他脏腑的寒热虚实之象。以辛散之，乃复肝条达之性也，是补肝之法；以酸收之，是遏制肝过亢的气火，是泻实之法。

2. 心欲软，急食咸以软之，用咸补之，甘泻之

心为阳脏而主通明，心脉以通畅为本，心神以清明为要。若心阴不足，当急食咸以软之，因咸从水化，能相济也。以咸软心使心脉通畅而心神清

明，是补心之法；若心火过烈，当以甘缓其性，故泻心用甘，是泻心之法。《金匮要略》中便有用甘草泻心汤治狐惑病的记载，"狐惑之为病，状如伤寒，默默欲眠，目不得闭，卧起不安，蚀于喉为惑，蚀于阴为狐，不欲饮食，恶闻食臭，其面目乍赤、乍黑、乍白，蚀于上部则声嗄，甘草泻心汤主之"，可见狐惑病是以咽喉、口腔、眼及外阴溃烂为主证，并见精神恍惚不安等表现的一种疾病，与西医学的白塞病（贝赫切特综合征）类似。

3. 脾欲缓，急食甘以缓之，用苦泻之，甘补之

脾欲缓，甘则顺其性而缓之，故补脾用甘，脾喜燥而恶湿，苦性燥，故脾以苦为泻。若脾被湿困，可见脘腹痞闷胀痛，食少便溏，泛恶欲吐，口淡不渴，头身困重，面色晦黄，或肌肤面目发黄，黄色晦暗如烟熏等，当食苦以燥湿，即泻之。后世医家有云"脾以温厚冲和为德，故欲缓，病则失其缓矣，宜急食甘以缓之"，补益中焦、健脾益胃之法确实大多会用到甘味之品。缓脾常用甘草，补脾常用人参。人参与甘草都是补脾之甘药。可见，此处所言"苦泻之"，泻的是痰湿之邪，"甘补之"，补的是温和正气。

4. 肺欲收，急食酸以收之，用酸补之，辛泻之

肺气宣降，能向上和向下布散气与津液，若宣降失职，则肺气上逆，临床上往往出现咳嗽、气喘、胸痛、咯血等症状。若肺病需要收敛的，宜急食酸味药以收之，用酸味补之，辛味泻之。孙思邈的《备急千金要方》中记载了用五味子大补肺汤来补肺的经验，五味子味酸、甘，性温，有收敛固涩、益气生津、补肾宁心之功，用以酸收而补肺。若肺闭不宣而胸闷恶寒、咳嗽无汗、身痛腰痛等，此为太阳伤寒表实证，当以辛药泻之，宜用麻黄汤辛温发汗、止咳平喘，以泻肺寒。

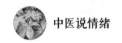

5. 肾欲坚，急食苦以坚之，用苦补之，咸泻之

这里的"坚"字指的是肾的生理功能之一，即主闭藏的功能。坚，有坚守之意，肾主闭藏，指的是藏精气。若肾失其闭藏之功，临床上常可见相火旺而致遗精、溲黄，这种情况可称为"肾不坚"。治疗这类遗精不可用补肾固涩之剂，宜用苦寒之品以泻相火，比如常用的三才封髓丹等，若属阴虚火旺宜用知柏地黄丸。同时，治愈遗精便是间接起到了补益的作用，也就是"用苦补之"的体现。以咸软坚散结而通之，与其闭藏之态相反，故曰"咸泻之"。

后世医家将《黄帝内经》中五脏苦欲补泻的理论作为脏腑疾病的治疗原则并加以发挥应用，这一理论为我们运用食疗补泻五脏提供了理论依据。食疗的目的是使五脏功能恢复正常，使人体阴阳恢复平衡。

第二节　膏汤粥汁，相宜而用

在前面的章节中我们了解到五脏因虚实状态不同，可以导致异常的情绪，也了解到七情过极可以伤及五脏之志与精，饮食五味可以调治五脏之虚实，那么如何选择药物及饮食进行调治呢？张仲景曰："欲疗诸病，当先以汤荡涤五脏六腑，开通诸脉，治道阴阳，破散邪气，润泽枯朽，悦人皮肤，益人气血。水能净万物，故用汤也。若四肢病久，风冷发动，次当用散。散能逐邪，风气湿痹，表里移走，居无常处者，散当平之。次当用丸，丸药者，能逐风冷，破积聚，消诸坚癖，进饮食，调和荣卫。能参合而行之者，可谓上工，故曰医者意也。"陶弘景曰："疾有宜服丸者，宜服散者，宜服汤者，宜服酒者，宜服膏煎者，亦兼参用，察病之源，以为其制耳。"所以，我们可以根据五脏虚实寒热的状态，相宜而择治疗疾病的膏汤粥汁，来调节五脏因虚实寒热不同而导致的异常情绪及其兼夹症状。

下面让我们来一起了解一些简易的食疗方。

1. 龙眼酸枣粥

【原料】龙眼肉 10 克，炒酸枣仁 10 克，芡实 15 克。

【制法】炒酸枣仁捣碎，用纱布袋装；芡实加水 500 毫升，煮半小时后加入龙眼肉和炒酸枣仁，再煮半小时；取出枣仁，加适量白糖，滤出汁液即成。

【服法】不拘时间，随时饮用，并吃龙眼肉及芡实。

【功效】养血安神，益肾固精。

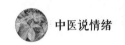

【应用】凡因心阴血虚、虚火内扰不能下济肾阴导致心悸、怔忡、神倦、遗精等症者，皆可服用。

2. 茭白芹菜汤

【原料】茭白 100 克，芹菜 50 克，盐适量。

【制法】将茭白剥去外壳，洗净，切片；芹菜择洗干净，切段；将茭白片、芹菜段一同放入锅中，加水煮汤，汤沸后加入盐调味即可。

【服法】不拘时间，随时饮用，并吃茭白及芹菜。

【功效】清热除烦，止渴解毒。

【应用】凡因阴虚内热导致心烦胸闷、便秘溲赤、咽干等热病者可用，脾胃虚冷作泻者忌食。

3. 人参生津汤

【原料】人参 20 克，陈皮 5 克，紫苏叶 10 克，砂糖 50 克。

【制法】将上四物加水 2000 毫升，煮至 1000 毫升，去滓，澄清即可。

【服法】不拘时间，随时饮用。

【功效】安神顺气，止渴生津。

【应用】凡因心气阴不足而现心悸、失眠、胸闷、口渴等症者可用。

4. 荷叶糯米粥

【原料】鲜嫩荷叶 100 克，糯米 100 克，砂糖 50 克。

【制法】洗净荷叶入清水适量，上火烧开 20 分钟后，捞出荷叶，将洗净的糯米放入煮成粥，再放砂糖，凉后食用。

【服法】不拘时间，随时饮用。

【功效】清暑利湿，解热宽中。

【应用】适用于暑湿泄泻，口渴心烦，眩晕，或饮食停滞，腹胀纳呆，肢体乏力。

5. 补虚正气粥

【原料】黄芪 20 克，党参 10 克，粳米 100 克，白糖适量。

【制法】将黄芪、党参切片，用清水浸泡 30 分钟，按水煮提取法，提取黄芪、党参浓缩液 30 毫升。粳米洗净煮粥，粥将成时加入党参、黄芪浓缩液，稍煮片刻即可。

【服法】早晚各服一次，服时可酌加白糖。

【功效】益气健脾，安神开胃。

【应用】适用于内伤劳倦，年老体弱，久病身瘦，心慌气短，体虚自汗，脾虚久泄，食欲不振等。

6. 西瓜番茄汁

【原料】西瓜肉 500 克，番茄 500 克，方糖 10 克。

【制法】西瓜肉去籽榨汁，番茄去皮去籽榨汁，两汁合并，加方糖乃成。

【服法】不拘时间，随时服用。

【功效】清热祛暑，利尿生津。

【应用】适用于暑热烦渴，心悸大汗，尿赤涩痛，津亏消渴等。

7. 当归生姜羊肉汤

【原料】当归 30 克，羊肉 500 克，葱、姜、盐、料酒各适量。

【制法】羊肉洗净、切块，当归装入纱布袋内，扎好口，与葱、姜、盐、料酒一起放入锅内，加水适量；武火烧沸，再用文火煨炖，直至羊肉熟烂即成。

【服法】吃肉喝汤，可早晚各食一次。

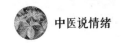

【功效】养血补虚，止痛散寒。

【应用】适用于血虚及病后、产后体弱，脘腹冷痛，血虚崩漏及各种贫血。

8. 龟鹿二仙膏

【原料】龟甲胶 100 克，鹿角胶 300 克，枸杞子 600 克，人参 300 克，黄酒 1000 毫升。

【制法】将人参、枸杞子用铜锅以水 3000 毫升熬至药面无水，以纱布绞取清汁倒入碗中，再用水 2000 毫升熬制如前，再滤再熬，如此三次，以滓无味为度；将鹿角胶、龟甲胶、黄酒及熬好的人参枸杞汁一同置于锅内，文火熬至滴水成珠不散，乃成膏也。

【服法】早晚空腹各食一次，每次 15 克为宜。

【功效】滋阴填精，益气壮阳。

【应用】适用于真元虚损，精血不足证，可见腰膝酸软，形体消瘦，两目昏花，发脱齿摇，阳痿遗精，久不孕育等。

第三节　养性补益，阴阳居处

1. 养性补益

孙思邈在《备急千金要方》中说："夫养性者，欲所习以成性，性自为善，不习无不利也。性既自善，内外百病皆悉不生，祸乱灾害亦无由作，此养性之大经也。善养性者，则治未病之病，是其义也。"他指出，养性之大经在于培养善行，善养性者，治未病是也。"故养性者，不但饵药餐霞，其在兼于百行，百行周备，虽绝药饵，足以遐年。德行不充，纵服玉液金丹，未能延寿。"善养性者，不但要注意服饵之法，更要注重日常德行的修炼，即《素问·上古天真论》所言："上古之人，其知道者，法于阴阳，和于术数，食饮有节，起居有常，不妄作劳，故能形与神俱，而尽终其天年，度百岁乃去。"

2. 阴阳居处

前面我们了解到合理的性生活对情绪有很好的调节作用。房事在中医古籍中常被"阴阳"一词所隐晦代替，要想五脏安定，除饮食调节外，房事也当有度，居处防护也当有所注意。

阴阳要点：平均一月 2 次，可随着年龄的增长而逐渐减少。

频率可根据实际情况灵活调节，具体参考如下：二十者，五日一次；三十者，十日一次；四十者，十五日一次；五十者，二十日一次；六十者，闭藏为平。

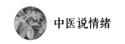

节阴阳以养精蓄锐、积精全神，使精化神气，神驭精气，精神互用。因肾藏精，心藏神，心肾相交，则水火既济。

平时居住的环境以温度适宜、湿度适中、光线舒适、布局合理、空气新鲜、环境整洁、长宁静安、色彩协调、出行方便为佳，这样有利于五脏气血的调达，使肝血畅达，心神得安，脾气健运，肺气充沛，肾志得定。外出时应注意各地温差变化，及时添减衣物，避免过热过寒，导致营卫失调、寒热错杂之象。

第九章
简易辨识情志病

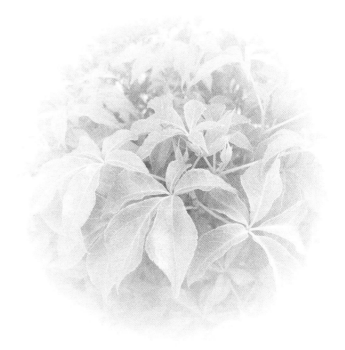

第一节　多汗善悲的肝风

通过前面对五脏气血阴阳寒热虚实的了解，我们已经知晓了不少中医学基本概念和知识。下面我们一起来简单了解一些常见中医情志病的辨识知识，了解它们的发病特点和临床表现，以便更好地进行预防和调护。

肝风是情志病的一种，首见于《黄帝内经》，《素问·风论》载"肝风之状，多汗恶风，善悲，色微苍，嗌干，善怒，时憎女子，诊在目下，其色青"，描述了肝风病的常见症状表现。患者会出现多汗、怕风、面色苍白、情绪悲忧、口干、喜怒等表现，其中情绪方面的典型特点是低落、悲伤、厌恶女子、时怒。中医学讲，肝在志为怒，但情绪方面的主症是悲，《素问·生气通天论》言"风客淫气，精乃亡，邪伤肝也"，此为金克木也。肝受风邪所致的疾患，指风邪入肝而引起的病证。悲为肺志，如今是肝受风袭，肝木较弱，遂致木虚金乘，于是凸显肺的主志"悲"。张隐庵分析认为："风木之邪，内通肝气，肝主藏血，肝气受邪，则伤其血矣。"肝失疏泄，肝血不藏，血不养神，故见神魂失态，善悲善怒。阴血亏虚则口干，情志不调故时憎女色。又如《灵枢·本神》所说："肝……魂伤则狂妄不精……当人阴缩而挛筋。"肝开窍于目，其色为青，因此肝病多见目色青而面苍。《素问·至真要大论》曰："诸风掉眩，皆属于肝。"《三因极一病证方论·五脏中风证》言："肝风之状，多汗，恶风，色微苍，头目瞤，左胁偏痛，嗜甘，如阻妇状，筋急挛痹不伸，诊在目，其色青。"《黄帝内经太素·诸风数类》载："风入于脏腑之内为病，遂名脏腑之风。"肝为风木之脏，风性善动，木性生发，肝体阴而用阳，体柔而性刚。肝主筋，风邪伤

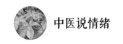

肝，肝血耗损，阴不敛阳，风阳上扰，会出现头晕目眩、筋骨拘挛。因此，肝风的临床表现多见多汗恶风，嗌干，易怒好悲，眩晕，筋脉拘挛，面目色青。

肝风作为一类情志病，《黄帝内经》对它的阐释有很多。《素问·风论》中所提到的五脏风证分型，阐释了风邪侵袭人体脏腑经络及其他部位所引起的证候表现，从这些论述中我们可以了解疾病的发展过程，以丰富预防、治疗这类病证的临床思维。风入脏腑的机理可以认为是脏腑气血不足，正气亏虚，易于受邪。"风"有大风、小风、正风和偏风的区别。"大风"即具有很强致病作用的病邪，具有强烈传染性，大风中人，病症急重。"小风"是时气风邪，一般会兼夹其他邪气，中人后很容易伏留于局部致内伤病。"正风"，正气也，侵袭人体后常不留于特定部位，伤人后病情较重，《灵枢·刺节真邪》有云："正气者，正风也，从一方来，非实风，又非虚风也。""偏风"的致病特点是具有一定的选择性，不会大范围伤人，有善于侵袭某一病位，偏入某一脏腑或某一经络组织的特点。

肝风病的病因病机主要责之于偏风直中肝脏，肝之精血内伤，阴血亏虚不能收敛阳气，而致风阳上扰，阳亢风动。《素问·生气通天论》云："风客淫气，精乃亡，邪伤肝也。"外风直伤于肝，风为阳邪，化燥伤阴，肝阴不足，失于濡润，肝之经脉上循喉咙，故感嗌干。风邪伤肝，肝之精血不足，肝气失于疏泄，则情志不畅、好悲，肝阴不足，不能收敛肝阳，肝阳上亢，故易怒。风邪直伤肝血，肝经气血郁滞，故左胁偏痛；肝之精血耗伤，阴血亏虚不能制阳，致风阳上扰，阳亢风动，所以可表现出目眩、筋脉拘挛等症。此外，肝苦急欲以甘缓之，故嗜甘。

"邪之所凑，其气必虚"，风邪"善行数变"首先是以患者的脏腑虚实、个体差异因素为基础的，不同人群在感受同样邪气后会表现出不同的症状。对于肝，《杂病源流犀烛》言："其性条达而不可郁，其气偏于急而激暴易怒，故其为病也多逆……"肝失疏泄，气血不和，乱动妄行，可使筋脉失和而生风。张景岳提出："气并于肺则悲，肝病而肺气乘之，故善悲……足厥阴脉循喉咙之后，上入颃颡，故嗌干也。善怒，肝之志也，肝为阴中之阳，其脉环阴器，强则好色……故时憎女子也。肝气通于目，故诊在目下，色当青也。"这是对本病核心病机、证候要素做的详实的分析概括。

　　肝风病的治疗以清肝理气、疏风祛邪为要，调和阴阳表里，诸症得平。这种病证目前在临床中很常见，但因针对本病的中医标准化病证体系尚未规范建立，所以很容易被忽略，在临床的诊断中也难以找到完全对应的病证名称，多被胁痛、厥阴病等诊断所代替，但其病症表现典型，具有很强的辨识性。

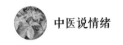

第二节　抑郁焦虑的郁证

　　当今社会中，人们接受的精神及心理刺激尤为显著和频繁，精神心理疾病高发，情志因素已经成为诸多疾病的重要诱因。中医学将由情志因素引起的，以气机郁滞为特点的病证归属于"郁证"范畴。郁证的含义甚广，历代命名不一。"郁"，本字作"鬱"，《说文解字》称指草木繁茂，后引申为积聚、阻滞、愁苦、忧郁等多种含义。"郁"的多重字义也是导致郁证概念广泛的因素之一。回顾古文献，有关"郁"的代表性描述有运气之郁、脏躁、梅核气、结气、六郁、五脏之郁、郁证等。明代以后，郁证病名正式确立。《景岳全书·郁证》言："凡五气之郁，则诸病皆有，此因病而郁也。至若情志之郁，则总由乎心，此因郁而病也。"该段对郁证的阐释影响至今，成为郁证分类及其概念的雏形。

　　"郁"在中医学里主要有两层含义，一指郁滞、不通畅，二指忧郁。"郁证"的概念也分为两类，一类强调"郁"的病机，即"气血冲和，万病不生，一有怫郁，诸病生焉"，此为对脏腑功能紊乱、气血运行失调的病机概括，另一类指情志因素导致的以气机郁滞为主要特征的病证。前者属于广义郁证，后者属于狭义郁证。当前临床所述郁证大多属于狭义郁证范畴。郁证临床表现繁多，变化多端，其特征主要有以下三个方面。第一，七情所伤不同，症状表现有别。《景岳全书》言："怒郁者……多见气满腹胀……思郁则气结……则上连肺胃，而为咳喘，为失血，为膈噎，为呕吐……"第二，症状广泛，涉及全身。《医贯·郁病论》言："凡寒热往来，似疟非疟，恶寒恶热，呕吐、吞酸、嘈杂，胸痛肢痛，小腹胀闷，头晕盗汗，黄疽温疫，疝气飧泄等证，皆对证之方。"第三，好发于妇人。中医学认为，妇人常有余于气不足于血，因而多郁，常发脏躁、梅核气等。另外，由郁证引发的心身问题日益凸显，上海中医药大学王庆其教授提出了"情志相关性脾胃病"，上海中医药大学附属曙光医院蒋健教授对郁证进行了系统分型，有显性郁证、隐性郁证，并将临床各科常见的一些功能性疾病同郁证进行了相关性分析研究，发现对于许多临床检查解释不了的症状，现有的临床诊断指南难以对其定性，这种情况大多与郁证有关，西医学多认为属神经症、心因性疾病或躯体化障碍等，临床用药相对单一，一般是选择几种神经类药物抑制神经中枢，控制情绪。然而，这类用药副作用较多，很容易导致肥胖、思维迟缓、头痛、胃肠道症状等，给患者带来很大痛苦，又因病情迁延，不少患者甚至会产生轻生的念头。这种情况不仅给临床治疗提出了挑战，也给家庭和社会带来了极大的压力。中医学自古重视心身同治、形神一体，在诊疗这类病证上有独到的理论和临证优势，值得深入挖掘、推广应用。

脏躁、梅核气是郁证的两种典型表现，这两种病证类型临床发病率很高，常见于女性患者，是现代社会非常普遍的情志病。

脏躁一词首见于东汉张仲景《金匮要略·妇人杂病脉证并治》："妇人脏躁，喜悲伤欲哭，象如神灵所作，数欠伸，甘麦大枣汤主之。"这句话将脏躁的临床症状进行了总结，患病女性常表现为情志不调、喜怒无常，会出现不明原因的情绪低落、悲伤欲哭，同时会出现心神不宁、身体困倦乏力等症状。这种情况类似于西医学所讲的更年期综合征。年四十则阴气自半，女子七七则天癸绝，女性的衰老要早于男性。中医学讲女子以肝为先天，以肝血为养。随着年纪的增长，精血不断亏损，加上经带胎产，数脱于血，故而肝血亏虚严重，肝肾阴虚，常常在40岁左右开始出现阴血不足，月经量少的迹象，再过10年到了50岁左右，这种情况会尤其显著，这时体内的雌激素水平下降，排卵功能减退，月经淋漓量少，甚至数月不

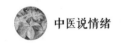

来，最后出现绝经。这一阶段因为肝肾亏损得比较厉害，血虚阴弱，不能濡养心神，容易出现心绪不宁、失眠多梦等症状，加之肝主疏泄，肝血亏虚导致肝疏泄功能失职，也会导致情绪问题，使人遇到一点小事就会引发剧烈的情绪波动，悲伤欲哭，一会儿发怒，一会儿哭泣等，这就是更年期女性的典型情志问题。更年期女性一方面自身内环境发生变化，另一方面人到中年，各种事务缠身，也很容易经受各类打击，内环境失调加之外环境刺激，使得情绪波动变得尤为显著。各类不良事件，或者是自我幻想出来的糟糕事件，会加剧负面情绪，形成恶性循环。中医学将这种情况称为"脏躁"，有脏腑亏损，肝肾阴虚，精血不足，虚而化躁之意。治疗上，一方面要用药干预，可采用经典方剂甘麦大枣汤等来补益心脾、养血安神、疏调情志；另一方面要重视情志疗法，耐心倾听，给予心理安抚，家人亲属也要耐心宽慰，给予包容呵护，帮助患者早日走出阴霾，平稳度过这一时期。

梅核气是另一类典型的郁证，同样好发于女性，在年轻女性群体中更为多见。梅核气最早记载于《素问·咳论》，"心咳之状，咳则心痛，喉中介介如梗状，甚则咽肿喉痹"，文中在描述心咳的症状时特意提到了"喉中介介如梗状"，也就是指咽喉部有异物感，如有物阻塞气道，实际上却并没有异物的存在，只是一种自我感觉。汉代张仲景在《金匮要略》中说道："妇人咽中如有炙脔，半夏厚朴汤主之。"孙思邈在《备急千金要方》中做了进一步的解释："治妇人胸满，心下坚，咽中帖帖，如有炙肉脔，吐之不出，咽之不下，半夏厚朴汤方。"到了明代，孙一奎在《赤水玄珠》中进一步明确了梅核气的症状，"痰结块在喉间，吐之不出，咽之不下者是也"，将咽喉如梗的感觉体验进一步细化，仿佛是梅核阻滞于喉咙，或像一块炙脔，或如一口痰阻滞于喉间，甚至有的人会感觉到烧灼感、紧迫感、黏着感等，但是吞咽功能不受影响，症状持续时间较长，并且随情绪波动反复发作。随着目前生活节奏的加快、工作压力的激增，梅核气的患病率也在逐年攀升，与西医学的咽神经官能症、慢性咽炎等相似，致病因素较为广泛，受情志活动影响大，较难根治。

中医学认为，梅核气的关键病机是肝气不舒，痰气郁滞，而内外治结合调气解郁可获得较好疗效。情志是五脏之气的外应，情志变化牵动着五脏之气，尤其是忧郁、焦虑、紧张、应激等，如果反复刺激，长此以往就会伤到五脏之气。其中，肝气主条达，疏调一身之气，有调畅情志之功，因此情志异常太过时，最先伤的是肝气，气机不调，肝气上逆，加之横逆犯脾土，痰湿内生，痰气交结于咽喉部，从而诱发梅核气。现代社会中，许多人因为工作、生活等问题长期处于抑郁、焦虑的情绪状态，同时因为不注重饮食调摄，加班熬夜，暴饮暴食，或者过度节食，饮食不规律，脾胃内伤，脾气不运，湿聚痰生，土壅木郁，结于咽喉而发病。临床中我们发现，在年轻患者群体中，梅核气以实证居多，其中肝气郁滞型和痰浊阻滞型最为常见，同时伴有明显的忧郁和焦虑情绪反应，肝郁是核心病机，治疗时要重视疏肝解郁，可选用经典名方半夏厚朴汤以化痰降逆、疏调气机，在此基础上可适当加减，偏于焦虑者加牡丹皮、栀子、代代花、灯心草等以清肝降火，偏于忧郁者可加桂枝、佛手、玫瑰花、柴胡等以宣阳开郁，偏于脾虚者可加党参、炒白术、干姜、藿香等以健脾化湿。除了使用药物，也要不忘记进行心理疏导、劝说，帮助患者缓解不良情绪，早日康复。

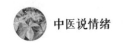

第三节　行为失常的痴呆

　　痴呆是由七情内伤、久病年老等原因，导致髓减脑消、神机失用而生的一种情志异常类疾病，以动作笨拙、智力低下、健忘等为主要临床表现。在临床中，轻者可见寡言少语、反应迟钝、善忘等症，重则表现为神情淡漠、哭笑无常、分辨不清昼夜、外出不知归途、不欲食、不知饥、二便失禁、生活不能自理等。

　　呆者，痴也，不慧也，不明事理之谓也。本病在心脑病证中较为常见，可发于各个年龄阶段，但以老年人群最为常见，多以记忆力减退、计算能力减退、空间位置识别能力减退、人格情感改变等为主要表现。记忆力减退主要指记忆近事、远事的能力减退；计算能力减退是指不能进行简单的加减乘除等计算以满足生活需求；空间识别能力减退常表现为不能找到回家的路；人格情绪改变指不能有效理解他人的言语和回答别人的问题。由于本病起病比较隐匿，病势缠绵，病情常逐渐加重，中医药可以进行全程干预治疗。

　　西医学阿尔茨海默病、血管性痴呆、交通性脑积水、麻痹性痴呆、中毒性脑病等有类似上述表现的，可归于中医学"痴呆"范畴。

　　古医籍中有关痴呆的专论较少，与本病有关的病因病机、症状、治疗预后等认识散在于历代医籍的篇章中。例如，《灵枢·天年》言"六十岁，心气始衰，苦忧悲，血气懈惰，故好卧……八十岁，肺气衰，魄离，故言善误"，可见年老脏腑功能减退，气血运行不畅会诱发痴呆。孙思邈在《备急千金要方》中用开心散治好忘、菖蒲益智丸治善忘恍惚等，为痴呆病的治疗提供了思路。明代张景岳在《景岳全书·杂证谟》中首立"癫狂痴呆"专论，指出本病由多种病因渐致而成，且临床表现具有"千奇百怪""变易不常"的特点，还指出痴呆病的病位在心及肝胆二经，预后方面则认为本病"有可愈者，有不可愈者，都在乎胃气元气之强弱"，至今对临床治疗仍有着重要的指导意义。在临床中常可见到年老之人因为脏腑气血功能逐渐衰退，脾胃运化水谷的能力逐渐减弱，进而对生活中的诸多事情也逐渐丧失兴趣和解决能力。细细分析后，这类人群生病的原因主要有三点：第一，肾精、胃阴不足，牙齿脱落而不能进行咀嚼，无法吃肉类及过硬的食物，导致脾胃元气不足，脑髓失养而健忘、痴呆；第二，本身正气不足，外邪入侵人体后不能被有效地祛除，邪气与正气不断交争，不断消耗正气，以致正气不能很好地顾护、营养四肢百骸而行动迟缓、消化功能减退，进一步加重了营养缺乏的情况；第三，长期过度的脑力及体力劳动往往会过度消耗五脏之精，导致神机失用的症状。一些老年痴呆患者，年轻时往往是某些技术领域的高精尖工程师，这一现象的出现更说明了痴呆往往是脑髓消耗过度所致。

痴呆本身就是精、气、血、津、液、髓消耗过度而得不到及时有效的补充所致。除了使用洗心汤、转呆丹这种开郁逐痰、健胃通气的药物治疗以外，还有一些调治防护方法也应当注意使用。首先，我们要注意休息，避免过度的体力和脑力劳动；其次，我们要有一口好牙，吃得好，睡得香，脾胃才能运化足够的水谷精微以化生气、血、津、液、精、髓；再次，有小病时不要拖延，及时祛除体内的邪气，顾护元真之气，才能更好地避免痴呆的发生。

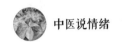

第四节　变幻无常的百合病

百合病首见于《金匮要略·百合狐惑阴阳毒病脉证治》："百合病者，百脉一宗，悉致其病也。意欲食，复不能食，常默然，欲卧不能卧，欲行不能行；饮食或有美时，或有不用闻食臭时；如寒无寒，如热无热；口苦，小便赤；诸药不能治，得药则剧吐利。如有神灵者，身形如和，其脉微数。"心主神志，肺朝百脉，心肺阴虚，则精神恍惚、变幻无常，想吃饭又因为没胃口而吃不下，想睡觉又睡不着，想运动又运动不了，也没有明显的寒热变化，口苦、小便赤是心肺阴虚、火热伤阴之象，脉微数也是阴虚之征。此病多见于外感热病愈后，属阴伤之故。张仲景创立了百合地黄汤、百合知母汤、百合鸡子汤、百合滑石散、百合洗方等来治疗百合病。

清代名医张璐记载了其治疗的一例颇有意味的百合病。"石顽治内翰孟端士尊堂太夫人，因端士职任兰台，久疏定省，兼闻稍有违和，虚火不时上升，自汗不止，心神恍惚，欲食不能食，欲卧不能卧，口苦小便难，溺则洒淅头晕。自去岁迄今，历更诸医。每用一药，辄增一病。用白术则窒塞胀满，用橘皮则喘息怔忡，用远志则烦扰烘热，用木香则腹热咽干，用黄芪则迷闷不食，用枳壳则喘咳气乏，用门冬则小便不禁，用肉桂则颅胀咳逆，用补骨脂则后重燥结。用知、柏则小腹枯瘪，用芩、栀则脐下引急，用香薷则耳鸣目眩，时时欲人扶掖而走，用大黄则脐下筑筑，少腹愈觉收引。遂致畏药如蝎，惟日用人参钱许，入粥饮和服，聊藉支撑。交春虚火倍剧，火气一升则周身大汗，神气骏骏欲脱，惟倦极少寐，则汗不出而神思稍宁。觉后少顷，火气复升，汗亦随至。较之盗汗迥殊，直至仲春中浣，邀石顽诊之。其脉微数，而左尺与左寸倍于他部，气口按之，似有似无。诊后，款述从前所患，并用药转剧之由，曾遍询吴下诸名医，无一能识其为何病者。石顽曰：此本平时思虑伤脾，脾阴受困，而厥阳之火，尽归于心，扰其百脉致病，病名百合。此证惟仲景《金匮要略》言之甚详，本文原云：诸药不能治，所以每服一药，辄增一病，惟百合地黄汤为之专药，奈病久中气亏乏殆尽，复经药误而成坏病，姑先用生脉散加百合、茯神、龙齿以安其神，稍兼萸、连以折其势，数剂稍安，即令勿药，以养胃气，但令日用鲜百合煮汤服之，交秋天气下降，火气渐伏，可保无虞。迨后仲秋，端士请假归省，欣然勿药而康。后因劳心思虑，其火复有升动之意，或令服左金丸而安。嗣后稍觉火炎，即服前丸，第苦燥之性，苦先入心，兼之辛燥入肝，久服不无反从火化之虞。平治权衡之要，可不预为顾虑乎。"这例百合病就是典型的情志病，为思虑过度，久耗脾肺之阴，以致五脏不安，不能顺应四时所致，不能滥用药物治疗，当以仲景百合法调节情志，顺应天时以自和也。

在临床中，一些更年期综合征的女性及外感热病愈后的患者常见这种变幻无常的百合病，应当时时刻刻把握住心肺阴虚、真阴受损这一核心病机。此类患者在平时可以喝一点百合粥当作食疗，有利于疾病的康复。

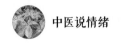

第五节 发作欲死的奔豚

奔豚这一病名首见于《灵枢·邪气脏腑病形》："肾脉急甚为骨癫疾；微急为沉厥奔豚，足不收，不得前后。"

马莳的《黄帝内经灵枢注证发微》中有这样的记载："急为肝脉，肾得急脉而甚，则肾主骨，风邪入骨，当为骨癫疾。若得急脉而微，则为沉厥，盖风邪入肾则为厥，肾气不足则当沉滞而无知也；及为奔豚，以肾邪渐积而成也，为足不收，以肾气行于足也；为不得前后，以肾通窍于二便也。"《灵枢·癫狂》言："骨癫疾者，颅齿诸腧分肉皆满，而骨居，汗出烦悗，呕多沃沫，气下泄，不治。"由此可见，肾脉急甚者，可出现牙关紧闭、肌肉胀满、骨骼拘挛、汗出烦满、呕吐涎沫、二便失禁的死证；肾脉微急者，可出现手足逆冷、脚弱沉滞、二便不通的奔豚。

《难经·五十六难》言"肾之积名曰奔豚，发于少腹，上至心下，若豚状，或上或下无时。久不已，令人喘逆，骨痿少气"，表明奔豚为五脏之积中的肾积。《难经·五十五难》中载有"气之所积名曰积，气之所聚名曰聚。故积者，五脏所生；聚者，六腑所成也。积者，阴气也，其始发有常处，其痛不离其部，上下有所终始，左右有所穷处；聚者，阳气也，其始发无根本，上下无所留止，其痛无常处，谓之聚"，说明奔豚为肾脏所生之阴气，其上气发作时有固定的部位，且有固定上下行走的通路。

《金匮要略·奔豚气病脉证治》言："奔豚病，从少腹起，上冲咽喉，发作欲死，复还止，皆从惊恐得之。"张仲景总结了奔豚病的特点是发作欲死，在临床中我们经常会遇到一些焦虑、惊恐发作的情志病患者以气上冲咽喉不得息、发作欲死为典型表现。陶弘景亦将"奔豚上气"列为"大病之主"之一。由此来看，特殊的上气之候是奔豚病的显著特点。

奔豚发作的时候，除上气的特殊表现外，还有"沉厥"之水饮留积、下虚、肾气虚等深层病机。根据《说文解字》的记载，"沉"者，"陵上滈水也"，"滈"者，"久雨也"，可见"沉"有水湿久留的意思。对于"厥"，《灵枢·卫气》云"下虚则厥"，《灵枢·本神》云"肾气虚则厥"，《素问·厥论》云"阳气衰于下，则为寒厥；阴气衰于下，则为热厥"，可见在"下"的气不足，也就是肾气不足，是导致"厥"的根本原因，所以《灵枢·邪气脏腑病形》说"沉厥奔豚"。

另外，《难经·五十六难》载"脾病传肾，肾当传心，心以夏适王，王者不受邪，肾复欲还脾，脾不肯受，故留结为积，故知贲豚（即奔豚，下同）以夏丙丁日得之"，明确指出奔豚的发生与脾病不能运化水湿之邪，留结而成积有关。可见脾肾的虚弱，痰饮水气的留积是奔豚发作的根源。

张仲景在《伤寒杂病论》中记载了治疗奔豚病的三首方剂：茯苓桂枝大枣甘草汤、桂枝加桂汤和奔豚汤。三首方剂用药准确、配伍精当。随着医学的不断发展，奔豚病的治疗有了较大进展。葛洪《肘后备急方·治卒上气咳嗽方》载："治卒厥逆上气，又两心胁下痛满，淹淹欲绝方。温汤令灼灼尔，以渍两足及两手，数易之也。此谓奔豚病，从卒惊怖忧迫得之，气下纵纵，冲心胸脐间，筑筑发动，有时不治，煞人。诸方用药皆多，又必须煞豚，唯有一汤，但可办耳。甘草二两，人参二两，桂心二两，茱萸一升，生姜一斤，半夏一升。以水一斗，煮取三升，分三服。此药宜预蓄，得病便急合之。"葛洪言此药宜预蓄之，可见当时奔豚病的发作特别广泛，这可能与当时战乱频发，人们的心灵和身体都遭受了巨大的压力和创伤有关。如今虽然已无战乱，但是人们仍然需要克服来自医疗、教育、住房、工作等多方面的压力，所以现在此病依然是多发的。

孙思邈在《备急千金要方》中载上方为奔气汤："治大气上奔，胸膈中

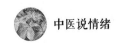

诸病，发时迫满，短气不得卧，剧者便惕欲死，腹中冷湿气，肠鸣相逐，成结气方。"至隋唐时期为止，本病逐渐分化为惊恐奔豚和忧思奔豚两类。《诸病源候论》曰："夫贲豚气者，肾之积气，起于惊恐、忧思所生。若惊恐，则伤神，心藏神也。忧思则伤志，肾藏志也。神志伤动，气积于肾，而气下上游走，如豚之奔，故曰贲豚。其气乘心，若心中踊踊如事所惊，如人所恐，五脏不定，食饮辄呕，气满胸中，狂痴不定，妄言妄见，此惊恐贲豚之状。若气满支心，心下闷乱，不欲闻人声，休作有时，乍瘥乍极，呼吸短气，手足厥逆，内烦结痛，温温欲呕，此忧思贲豚之状。"由此可见本病主要由惊恐和忧思所导致，而且伴随着脾胃不和等表现。肾主水而藏志，心主血而藏神，脾胃运化失司，水饮留结，积气上冲，神志失藏，更进一步影响脾胃运化功能。

奔豚病由脾肾虚弱，痰饮留积而成，其发时以"气上冲"为主要表现，偶有患者感觉咽喉有冷塞之感或灼烧之感，临床常见心悸胸闷、恶逆呕吐、手足厥逆、肢麻头眩等症，更有甚者可见狂痴不定、妄见妄言、恶闻人声等神志失常、虚劳内伤的表现，所以要顾护脾肾阳气，使肾气蒸腾气化正常、脾胃运化得当，如此则气平志安也。

通过以上对情志病的简单分析，我们了解到肝风病有多汗善悲的特点，郁证有焦虑抑郁的障碍，痴呆病有行为失常的表现，百合病有变化无常的特点，奔豚有发作欲死复还止的特点。当然，在中医学浩瀚的知识库中还有很多精神情志病，如脱营、失精、卑惵等。无论是什么样的情志病，都要从以五行为主体的五脏形神一体观的角度去分析其内在的变化特点和深层次的个性规律，这样才能认识清楚、辨别明白，以便更好地进行调治。

我们把这一节作为本书的最后一节，希望看到这本书的每位读者都能够更好地从中医学角度认识、了解情绪，同时也希望我们的社会更加和谐安宁，让中医药更好地为情志病患者提供更优质、更有效的诊疗。